Svetlana Usanova

Heilbarer metastasierender Krebs

Svetlana Usanova

Heilbarer metastasierender Krebs

Untersuchungen zur Chemosensitivität von testikulären Tumorzellen gegenüber Cisplatin

Südwestdeutscher Verlag für Hochschulschriften

Impressum / Imprint
Bibliografische Information der Deutschen Nationalbibliothek: Die Deutsche Nationalbibliothek verzeichnet diese Publikation in der Deutschen Nationalbibliografie; detaillierte bibliografische Daten sind im Internet über http://dnb.d-nb.de abrufbar.
Alle in diesem Buch genannten Marken und Produktnamen unterliegen warenzeichen-, marken- oder patentrechtlichem Schutz bzw. sind Warenzeichen oder eingetragene Warenzeichen der jeweiligen Inhaber. Die Wiedergabe von Marken, Produktnamen, Gebrauchsnamen, Handelsnamen, Warenbezeichnungen u.s.w. in diesem Werk berechtigt auch ohne besondere Kennzeichnung nicht zu der Annahme, dass solche Namen im Sinne der Warenzeichen- und Markenschutzgesetzgebung als frei zu betrachten wären und daher von jedermann benutzt werden dürften.

Bibliographic information published by the Deutsche Nationalbibliothek: The Deutsche Nationalbibliothek lists this publication in the Deutsche Nationalbibliografie; detailed bibliographic data are available in the Internet at http://dnb.d-nb.de.
Any brand names and product names mentioned in this book are subject to trademark, brand or patent protection and are trademarks or registered trademarks of their respective holders. The use of brand names, product names, common names, trade names, product descriptions etc. even without a particular marking in this works is in no way to be construed to mean that such names may be regarded as unrestricted in respect of trademark and brand protection legislation and could thus be used by anyone.

Coverbild / Cover image: www.ingimage.com

Verlag / Publisher:
Südwestdeutscher Verlag für Hochschulschriften
ist ein Imprint der / is a trademark of
AV Akademikerverlag GmbH & Co. KG
Heinrich-Böcking-Str. 6-8, 66121 Saarbrücken, Deutschland / Germany
Email: info@svh-verlag.de

Herstellung: siehe letzte Seite /
Printed at: see last page
ISBN: 978-3-8381-3529-8

Zugl. / Approved by: Mainz, Johannes Gutenberg-Universität, Diss., 2011

Copyright © 2012 AV Akademikerverlag GmbH & Co. KG
Alle Rechte vorbehalten. / All rights reserved. Saarbrücken 2012

Inhaltsverzeichnis

1. Einleitung 1

1.1 Cisplatin als Antikrebsmedikament 1
1.2 Nukleotid-Exzisionsreparatur 7
1.3 Crosslink-Reparatur 11
    1.3.1 Model der Reparatur des Interstrang-Crosslinks 13
1.4 DNA-schadensabhängiges Signaling 16
    1.4.1 Molekulare Komponenten der DNA-schadensabhängigen Checkpoints 16
    1.4.2 DNA-Schadenserkennungs-Proteine ATM und ATR 18
    1.4.3 Checkpoint-Kinasen Chk1 und Chk2 19
    1.4.4 Mitochondrialer apoptotischer Signalweg 22
        1.4.4.1 Bax-Translokation in die Mitochondrienmembran 22
        1.4.4.2 Rolle der weiteren pro-apoptotoschen Aktivatoren der Bcl-2-Familie ... 24
        1.4.4.3 Ausführung der mitochondrialen Apoptose 25
1.5 Testikuläre Keimzelltumoren 26
    1.5.1 Histologische Formen der testikulären Keimzelltumoren 26
    1.5.2 Tumorgenese und genetische Veränderungen 27
    1.5.3 Krankheitsverlauf und Therapie 29
1.6 Blasenkrebs 30
    1.6.1 Therapie von Blasentumoren 30
1.7 Fragestellung 32

2. Material und Methoden 34

2.1 Geräte 34
2.2 Verbrauchsmittel 36
2.3 Chemikalien 36
2.4 Puffer und Lösungen 38
    2.4.1 Lösungen für Immunfluoreszenz 38
    2.4.2 Lösungen für Slot Blot 38
    2.4.3 Lösungen für Comet Assay 38
    2.4.4 Lösungen für Protein-Extraktion 39
    2.4.5 Lösungen für Polyacrylamid-Gel-Elektrophorese 40
    2.4.6 Lösungen für Immunoblotting 41
    2.4.7 ECL-Lösungen 42
2.5 Zytostatika 42

2.6 Zellkulturmedien und -Lösungen..42

2.7 Verwendete Säugetier-Expressionsvektoren..43

2.8 Effectene® Transfektionsreagenz 44

2.9 RNA-Interferenz...44

2.10 DNA-Isolierungs-Kit...44

2.11 Antikörper...45

2.12 Software...46

2.13 Zellkulturmethoden..46

    2.13.1 Verwendete Zelllinien...46
    2.13.2 Zellkultivierung...47
    2.13.3 Einfrieren und Auftauen der Zellen...48
    2.13.4 Behandlung mit Cisplatin..49
    2.13.5 Bestrahlung der Zellen mit ionisierender Strahlung für Comet Assay................49

2.14 Methoden.. 50

    2.14.1 Messung der Apoptose mittels Durchflußzytometrie..50
    2.14.2 Nachweis von GpG-Intrastrang Addukten mittels Slot Blot...............................51
    2.14.3 Messung der Cisplatin-induzierten Interstrang-Crosslinks
           mittels Comet Assay und die statistische Analyse der Daten............................52
    2.14.4 Messung der DNA-Doppelstrangbrüche mittels γH2AX-Immunfluoreszenz.....54
    2.14.5 Ko-Lokalisations-Studien mit P53BP1/γH2AX..55
    2.14.6 Proteinextraktion und Konzentrationsmessung der Proteine..............................56
    2.14.7 Immunoblotting...56
    2.14.8 Zellfraktionierung..58
    2.14.9 Transfektion mit einem Säugetier-Expressionsvektor...59
        2.14.9.1 Prinzip der Transfektion..59
        2.14.9.2 Ablauf der Transfektion..61
    2.14.10 RNA-Interferenz...64
        2.14.10.1 Transfektion von Blasentumorzellen mit siRNA-ERCC1....................66

3. Ergebnisse..69

3.1 Untersuchung der Apoptose nach Behandlung mit Cisplatin................................. 69

    3.1.1 Zeit- und dosisabhängige Induktion der Apoptose..69
    3.1.2 PARP-1 als Marker der Apoptose..71

3.2 Nachweis von Cisplatin-induzierten GpG-Intrastrang- und Interstrang-Crosslinks..73

    3.2.1 Kinetik der Bildung von GpG-Intrastrang-Crosslinks in MGH-U1-Zellen............73
    3.2.2 Bildung und Reparatur von GpG-Intrastrang-Crosslinks in Testis- und
          Blasentumorzellen..74
    3.2.3 Quantifizierung der Menge an GpG-Intrastrang-Crosslinks in Testis- und
          Blasentumorzellen..76
    3.2.4 Bildung und Reparatur von Interstrang-Crosslinks (ICL) in Tumorzellen...........77

3.2.5 Dosis-Abhängigkeit der Bildung der ICL in Testis- und Blasentumorzellen............ 79
3.2.6 Reparatur von ICL in Testis- und Blasentumorzellen..81
3.2.7 Die Phosphorylierung des Histons H2AX als Marker für
Doppelstrangbrüche in Testis- und Blasentumorzellen..84
3.2.8 γH2AX ko-lokalisiert mit 53BP1-Protein in Testis- und Blasentumorzellen............ 86
3.2.9 Prozessierung von ICL in Testis- und Blasentumorzellen....................................... 90

3.3 Modifizierungen der ICL-Reparatur und Cisplatin-Toxizität in Tumorzellen..........91

3.3.1 Nachweis von ERCC1-XPF in Tumorzellen...91
3.3.2 Überexpression von ERCC1- und XPF-Proteinen in Testistumorzellen................. 92
   3.3.2.1 Einfluss der Überexpression von ERCC1 und XPF auf die
   ICL-Reparatur in Testistumorzellen..94
   3.3.2.2 Einfluss der Überexpression von ERCC1 und XPF auf die
   Apoptoseinduktion durch Cisplatin..95
3.3.3 Einfluss der Herunterregulierung von ERCC1 und XPF auf
ICL-Reparatur und Apoptoseinduktion durch Cisplatin...97
   3.3.3.1 Herunterregulierung des Reparaturkomplexes ERCC1-XPF in
   MGH-U1 Blasentumorzellen mittels siRNA gegen ERCC1 97
   3.3.3.2 Einfluss der Herunterregulierung von ERCC1 und XPF auf
   Reparatur von Doppelstrangbrüchen in Blasentumorzellen....................100
   3.3.3.3 Einfluss der Herunterregulierung von ERCC1 und XPF auf die
   Cisplatin-Sensitivität der Blasentumorzellen.. 102

3.4 Apoptotische Signalweiterleitung in Testis- und Blasentumorzellen......................104

3.4.1 Nachweis von pATM nach Behandlung mit Cisplatin in Testis- und
Blasentumorzellen.. 104
3.4.2 Nachweis von pATR in 833K Testistumorzellen..106

3.5. Untersuchung der Checkpoint-Aktivierung in Testis- und Blasentumorzellen......108

3.5.1 Untersuchung der Phosphorylierung von Chk1.. 108
3.5.2 Untersuchung der Phosphorylierung von Chk2.. 110

3.6 Mitochondrialer apoptotischer Signalweg..112

3.6.1 Expression von p53, Bax und Noxa nach Cisplatin-Behandlung in Testis-
und Blasentumorzellen 112
3.6.2 Untersuchungen zur Translokation von Bax in die mitochondriale Membran...... 114
3.6.3 Nachweis der Expression von Bcl-2 in Testis- und Blasentumorzellen............... 116

4. Diskussion... 119

4.1 Induktion der Apoptose in Testis- und Blasentumorzellen...................................... 119

4.2 DNA-Reparatur als Resistenzfaktor in der Cisplatin-Therapie..............................121

4.2.1 Rolle der Nukleotid-Exzisionsreparatur bei der Entfernung von
Cisplatin-Schäden..122
4.2.2 Bedeutung der Crosslink-Reparatur als kritische Determinante der
Cisplatin-Sensitivität.. 127

4.2.2.1 Die Rolle der Crosslink-Reparatur in Testistumorzellen..................128
4.2.2.2 γH2AX als Marker von Doppelstrang-Brüchen in Tumorzellen..............131

4.3 Modifizierungen der Toxizität in Testis- und Blasentumorzellen..................134

4.3.1 Überexpression des ERCC1-XPF-Reparaturfaktors in Testistumorzellen...........136
    4.3.1.1 Bisherige Überexpressions-Studien in Testistumorzellen..................140
    4.3.1.2 ERCC1-Überexpressions-Studien in anderen Zellsystemen...................140
    4.3.1.3 XPF-Überexpressions-Studien in anderen Zellsystemen.........................141
4.3.2 Herunterregulierung von ERCC1-XPF als Untersuchungsansatz..................143
    4.3.2.1 Sensitisierung von MGH-U1 Blasentumorzellen mittels siRNA anti-ERCC1....................145
    4.3.2.2 Knockdown des ERCC1-XPF Komplexes in anderen Tumorzellen.........147

4.4 Cisplatin-induzierte DNA-Schadensantwort in Testis- und Blasentumorzellen......149

4.4.1 DNA-Schadenserkennung durch ATM..................150
4.4.2 DNA-Schadenserkennung durch ATR..................156
4.4.3 Phosphorylierung von Chk1 und Chk2 nach Behandlung mit Cisplatin............159

4.5 Rolle der p53-vermittelten Apoptose für die Cisplatin-Sensitivität der Tumorzellen..................162

4.5.1 Bedeutung des p53-Tumorsupressorproteins für die Sensitivität der Testistumorzellen..................163
4.5.2 Rolle der pro-apoptotischen Proteine Bax und Noxa für die Einleitung der intrinsischen Apoptose..................165
4.5.3 Untersuchungen der Expression der pro-apoptotischen Proteine Bax und Noxa..................166
4.5.4 Untersuchungen von pro-apoptotischen Faktoren in weiteren Testistumorzellen und in klinischen Studien..................169
4.5.5 Untersuchungen des anti-apoptotischen Faktors Bcl-2 in den Tumorzellen..........171

5. Zusammenfassung..................175

6. Literaturverzeichnis..................178

7. Anhang..................198

7.1 Abbildungsverzeichnis..................198
7.2 Abkürzungsverzeichnis..................201
7.3 Veröffentlichungen und Kongressteilnahmen..................206

Danksagung..................207

1. Einleitung

In den folgenden Kapiteln wird in erster Linie auf die Eigenschaften und Wirkungsweise des Chemotherapeutikums Cisplatin eingegangen. Als nächstes werden die DNA-Reparatur-Wege beschrieben, die Cisplatin-Schäden entfernen, sowie die Signalwege, die nach Cisplatin-induzierten DNA-Schäden zu Apoptose führen. Anschließend werden die biologischen Eigenschaften von testikulären Keimzelltumoren und die wichtigsten Charakteristika von Blasentumoren, die in der vorliegenden Arbeit zum Vergleich mit Testistumoren herangezogen wurden, beschrieben.

1.1 Cisplatin als Antikrebsmedikament

Cisplatin ist eines der effektivsten Antikrebsmedikamente, welches bei der Behandlung von soliden Tumoren eingesetzt wird. Es wirkt als Zytostatikum, indem es an der DNA bindet und DNA-Schäden induziert. Cisplatin-induzierte DNA-Schäden aktivieren zum einen verschiedene Signalwege, die zum Zelltod führen. Des Weiteren hemmen Cisplatin-Schäden die DNA- und RNA-Synthese und wirken dadurch zytotoxisch (Chu, 1994).

Cisplatin wurde zufällig von Dr. Rosenberg im Jahre 1965 entdeckt, als er die Wirkung von elektromagnetischen Feldern auf das bakterielle Zellwachstum untersuchte (Rosenberg et al., 1965; Rosenberg, 1985). Dabei konnte der Wirkstoff, der die bakterielle Zellteilung hemmte, als Cisplatin identifiziert werden, und es wurde vorgeschlagen, dass Cisplatin auch die Proliferation von schnell teilenden Krebszellen hemmen könnte. In der Tat wurde für Cisplatin die Antitumor-Aktivität in einem Maus-Modell gezeigt, und so wurde Cisplatin vor fast 30 Jahren zum ersten Mal in der klinischen Prüfung verwendet (Rosenberg et al.,

1969). Seit seiner Zulassung durch die Food and Drug Administration im Jahr 1978 gehört Cisplatin zu einem der effektivsten Krebsmedikamente bei der Behandlung von soliden Tumoren.

Cisplatin wird als First-Line-Therapie bei der Behandlung von mehreren Krebsarten, einschließlich Hoden-, Eierstock-, Gebärmutterhals-, Kopf- und Hals- und kleinzelligem Lungenkrebs, entweder allein oder in Kombination mit anderen Krebsmedikamenten, eingesetzt (Kartalou und Essigmann, 2001). Es wird zudem in der adjuvanten Therapie nach Operation oder Bestrahlung verwendet.

Der Erfolg der Cisplatin-Therapie ist durch die Dosis-limitierende Toxizität, insbesondere Nephrotoxizität, sowie Resistenz von Tumorzellen gegenüber Cisplatin begrenzt. Cisplatin-Resistenz kann entweder intrinsisch vorliegen oder als Folge der Chemotherapie auftreten. Die klinisch erworbene Resistenz kann durch mehrere Faktoren verursacht werden. Dazu gehören eine verminderte Akkumulation von Cisplatin, bedingt durch die verminderte Aufnahme oder erhöhten Efflux, erhöhte Detoxifizierung durch zelluläre Thiole, verstärkte DNA-Reparatur und die Fähigkeit der Krebszellen, dem Cisplatin-induzierten Zelltod zu entgehen (Köberle et al., 2010; Stewart, 2007).

Cisplatin oder *cis*-Diammindichloroplatin (II) ist ein quadratisch-planarer Komplex des zweiwertigen Platins (Todd und Lippard, 2009). Die cis-Konfiguration ist für seine Antitumor-Aktivität erforderlich (Zamble und Lippard, 1995). Es hat zwei labile Chlorid-Gruppen und zwei relativ inerte Ammin-Liganden. Cisplatin wird in wässriger Lösung durch Abspaltung der beiden Chlorid-Ionen hydrolysiert. Die hohe Chlorid-Konzentration (103 mM) im Blutplasma verhindert die Hydrolyse von Cisplatin im Blut. In der Zelle liegt eine sehr viel niedrigere Chlorid-Konzentration von 4 mM vor, was die Abspaltung der Chloridionen von

Cisplatin nach Aufnahme in der Zelle ermöglicht (Sedletska et al., 2005). Die hydrolisierte Form von Cisplatin ist ein potentes Elektrophil und reagiert mit einer Vielzahl von Nukleophilen, darunter Nukleinsäuren und Sulfhydrylgruppen der Proteine.

Früher wurde angenommen, dass Cisplatin in die Zellen durch passive Diffusion aufgenommen wird, da die Cisplatin-Aufnahme linear und nicht-gesättigt ist und des Weiteren durch Platin-Analoga nicht kompetitiv gehemmt werden kann (Eastman, 1990; Sherman et al., 1985). Im Jahr 1981 wurde jedoch vorgeschlagen, dass Cisplatin auch aktiv über einen Carrier-vermittelten Transport aufgenommen werden könnte (Byfield und Calabro-Jones, 1981). Mehrere Transporter, einschließlich die Na +, K +-ATPase und Mitglieder der „solute carrier" (SLC)-Transporter sind mit dem Transport von Cisplatin in die Zellen in Verbindung gebracht worden (Andrews et al., 1991; Hall et al., 2008). Besondere Aufmerksamkeit gewann der Plasmamembran-Kupfer-Transporter-1 (CTR1), ein Mitglied der SLC-Familie, da ein Defekt des *Ctr1*-Gens die Cisplatin Akkumulation in Hefezellen vermindert (Ishida et al., 2002; Safaei und Howell, 2005).

Eine weitere Studie zeigte, dass Kupfer-Transporter-2 oder CTR2 für die Cisplatin-Aufnahme eine Rolle spielt, und die Expressionsmenge von CTR2 mit der Cisplatin-Sensitivität der Ovarialkarzinoms-Zellen korreliert (Blair et al., 2009). Auch für die Familie der organischen kationischen Transporter SLC22 wurde eine Beteiligung am Cisplatin-Import gezeigt (Hall et al., 2008). Zusammenfassend wurde geschlussfolgert, dass Cisplatin sowohl durch passive oder erleichterte Diffusion als auch durch aktiven Transport in die Zellen eintreten kann.

Viele Zelllinien mit erworbener Resistenz gegen Cisplatin zeigen häufig eine verminderte Cisplatin-Akkumulation. Sowohl ein 200-kDa

Plasmamembran-Glykoprotein, eine ATP-abhängige Glutathion-konjugierte Effluxpumpe als auch die Kupfer-Transporter ATP7A und ATP7B wurden mit Cisplatin-Export in Verbindung gebracht (Kawai et al., 1990; Safaei et al., 2004). Allerdings wird angenommen, dass reduzierte Cisplatin-Akkumulation in Cisplatin-resistenten Zellen eher durch eine verminderte Aufnahme als einen erhöhten Efflux von Cisplatin verursacht wird (Kelland, 2007; Gately und Howell, 1993). Des Weiteren kann Cisplatin durch intrazelluläre Schutzmechanismen wie Metallothionein und Glutathion abgefangen werden, wodurch die Akkumulation reduziert ist (Köberle et al., 2010).

Da die DNA eine primäre biologische Zielstruktur von Cisplatin ist, übt Cisplatin seine Antitumor-Aktivität durch die Interaktion mit der chromosomalen DNA aus (Eastman, 1987; Sedletska et al., 2005; Jamieson und Lippard, 1999; Sherman et al., 1985).

Das Platin-Atom von Cisplatin bildet kovalente Bindungen mit der N7-Position von Purin-Basen, was zur Bildung von 1,2- oder 1,3-Intrastrang-Addukten („Intrastrand Adducts", IA) und in einem geringeren Prozentsatz zur Bildung von Interstrang-Vernetzungen („Interstrand-Crosslinks", ICL) führt (Abb. 1.1) (Eastman, 1986; Fichtinger-Schepman et al., 1985; Zou et al., 1994). Es ist allerdings nicht bekannt, welche Läsionen für die Cisplatin-Zytotoxizität hauptverantwortlich sind. Sowohl die Intrastrang-Addukte als auch Interstrang-Crosslinks stören die Struktur der DNA und behindern somit die DNA-Replikation und Transkription. Diese Veränderungen in der DNA-Struktur werden durch zelluläre Reparatur-Proteine erkannt, wodurch die Reparatur von Cisplatin-Schäden eingeleitet wird. Eine erhöhte Reparatur von Cisplatin-induzierten DNA-Schäden wird mit Cisplatin-Resistenz in Verbindung gebracht.

Die Intrastrang-Addukte stellen einen Großteil der durch Cisplatin induzierten DNA-Läsionen dar und werden durch die Nukleotid-Exzisionsreparatur (NER) entfernt. Xeroderma Pigmentosum (XP) ist eine Erkrankung, die durch Mutationen in NER-Genen verursacht wird. Zellen, die von XP-Patienten isoliert wurden, zeigen eine hohe Cisplatin-Sensitivität (McKay et al., 2001). Daraus wurde geschlossen, dass eine NER-Defizienz zu einer Cisplatin-Sensitivität führen kann. Umgekehrt wurde in einer Reihe von Studien eine Korrelation zwischen der Überexpression von NER-Proteinen und Cisplatin-Resistenz gezeigt (Wu et al., 2003; Welsh et al., 2004; Köberle et al., 1999; Rosell et al., 2003).

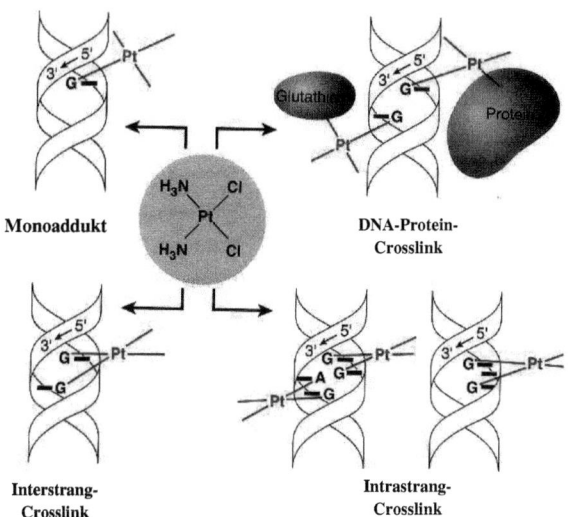

Abb. 1.1 Cisplatin-DNA-Schäden (stanford.edu)

Cisplatin bildet verschiedene Arten der Verbindungen mit dem N7-Atom der Purinbasen Guanin und Adenin. Dazu gehören Monoaddukte, die einen Anteil von 1-2 % an den Läsionen haben, bifunktionelle Verbindungen, wie 1,2-Intrastrang-d(GpG)-Addukte und die weniger verbreiteten 1,2-Intrastrang d(ApG)-Addukte, die zusammen fast 90 % der Cisplatin-Schäden bilden. Auch können 1,3-Intrastrang d(GpXpG)-Addukte auftreten. Andere Addukte sind Interstrang-Crosslinks, welche ca. 5 % der Läsionen ausmachen. Ferner entstehen Vernetzungen mit zellulären Proteinen, wie den HMG Domäne Proteinen.

Cisplatin führt zu einem G2-Zellzyklusarrest in den Zellen, wodurch die Reparatur der Cisplatin-Schäden bewerkstelligt werden kann. Nach erfolgreicher Reparatur der DNA-Schäden können die Zellen wieder in den Zellzyklus eintreten. Wenn der Schaden nicht repariert wird, kann Cisplatin, wie viele anderen Chemotherapeutika, Apoptose induzieren (Eastman, 1990). So haben die Signalwege, die die Apoptose regulieren, einen signifikanten Einfluss auf die zellulären Reaktionen auf Cisplatin.

1.2 Nukleotid-Exzisionsreparatur

Nukleotid-Exzisionsreparatur (NER) ist ein wichtiges zelluläres Reparatur-System zur Entfernung von sperrigen DNA-Läsionen, die z.B. durch UV-Strahlung oder Einwirkung von Chemikalien gebildet werden. Defekte in der Exzisionsreparatur führen zu einem Lichtempfindlichkeits-Syndrom namens Xeroderma Pigmentosum (XP), das durch eine sehr hohe Inzidenz von Sonnenlicht-induziertem Hautkrebs gekennzeichnet ist (Cleaver, 1968).

Die grundlegenden Schritte der Nukleotid-Exzisionsreparatur sind (a) Schadens-Erkennung, (b) duale Einschnitte auf der 5'- und 3'-Seite des Schadens, wodurch ein 12- bis 13-Nukleotid-Oligomer in Prokaryonten oder 24- bis 32-Nukleotid-Oligomer in Eukaryonten entsteht, (c) Entfernung des geschädigten Oligomers, (d) Reparatur-Synthese, um die entstandene Lücke zu füllen, und (e) Ligation. In *E. coli* und anderen Prokaryonten wird die Exzisionsreparatur von den drei Proteinen UvrA, UvrB und UvrC durchgeführt (Hoeijmakers, 1993). Beim Menschen wird die Exzisionsreparatur durch mehrere Reparatur-Faktoren vermittelt. *In vitro* sind dabei die Enzyme RPA, XPA, XPC, TFIIH, XPG und XPF-ERCC1 nötig, in lebenden Zellen sind noch weitere Proteine involviert (Mu et al., 1996; Mu et al., 1995; Aboussekhra et al., 1995; Evans et al., 1997; de Laat et al., 1999).

In Prokaryonten und Eukaryonten läuft der Reparaturweg ähnlich ab: zuerst erfolgt eine ATP-unabhängige Schadenserkennung, darauf folgt eine ATP-abhängige DNA-Entwindung und die Bildung eines langlebigen DNA-Protein-Komplexes aus einigen Mitgliedern des Exzisionsnuklease-Systems, und schließlich finden zwei Inzisions-Schnitte durch zwei Endonukleasen statt (Petit und Sancar, 1999).

Ein wesentlicher Unterschied zwischen dem pro-und eukaryontischen Exzisionsreparatur-System ist, dass die prokaryontischen Proteine UvrA, UvrB und UvrC außerhalb der NER keine weiteren wichtigen Funktionen ausüben, während drei der eukaryontischen Exzisionsreparatur-Faktoren eine zusätzliche essentielle Rolle bei der Replikation (RPA), Transkription (TFIIH) oder Rekombination (XPF-ERCC1) spielen.

Zu den Schadenserkennungs-Faktoren für die humane NER gehören RPA, XPA und XPC (Mu et al., 1997; Wakasugi und Sancar, 1999; Wakasugi und Sancar, 1998). Der Faktor DDB1/DDB2 spielt für die Schadenserkennung in lebenden Zellen, aber nicht in zellfreien Systemen, eine Rolle (Wakasugi et al., 2009; Wittschieben et al., 2005).

Jeder dieser Faktoren ist ein DNA-bindendes Protein mit einer Affinität für geschädigte DNA (He et al., 1995; Sugasawa et al., 1998; Sugasawa et al., 2001; Missura et al., 2001). TFIIH ist ein aus 10 Untereinheiten bestehender Transkription/Reparatur-Faktor mit 3' zu 5' und 5' zu 3'-Helikase-Aktivitäten, die jeweils durch die XPB- und XPD-Untereinheiten vermittelt werden (Egly, 2001; Fuss und Tainer, 2011). Nachdem der TFIIH-Komplex durch die NER-Schadenserkennungsfaktoren rekrutiert wurde, um den Preinzisions-Komplex 1 zu bilden, kommt es zur Entwindung von etwa 20 Basenpaaren der DNA an der Schadenstelle.

Einleitung

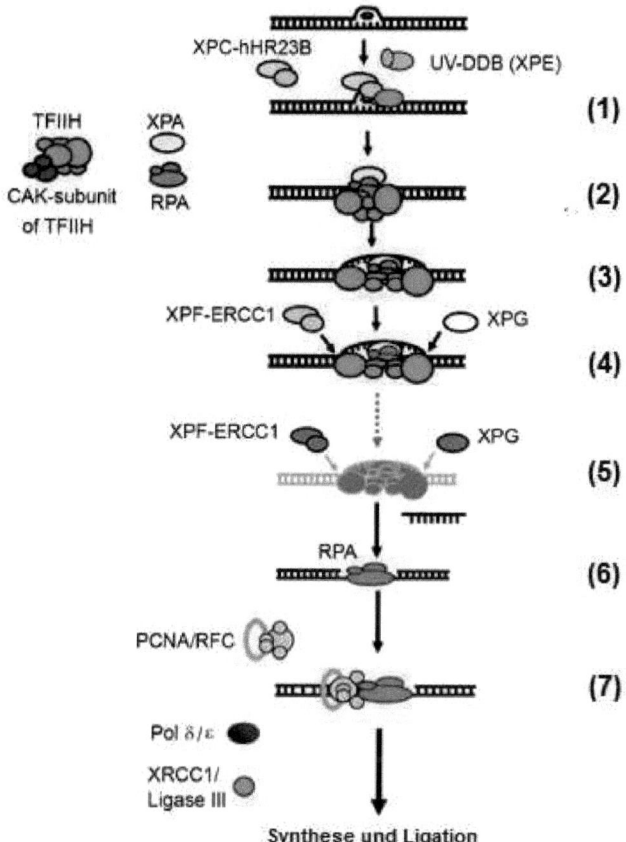

Abb. 1.2 Ablauf der Nukleotid-Exzisionsreparatur in Säugerzellen
(nach Fousteri and Mullenders, 2008)

(1) Zuerst erkennen XPC-HR23B und UV-DDB-Komplexe die Doppelhelix-Verzerrung, binden an die Läsion und initiieren die NER. **(2)** und **(3)** In den nächsten Schritten wird die Läsion bestätigt, und die Doppelhelix wird durch die koordinierten Aktionen von TFIIH, XPA und RPA um etwa 25 Basenpaaren um die Läsion entwunden. **(4)** Danach werden XPG und XPF-ERCC1-Endonukleasen zu der Schadenstelle rekrutiert, um den „Preinzisions-Komplex" zu bilden. **(5)** Der beschädigte Strang wird 3' des Schadens durch XPG und 5' des Schadens durch XPF-ERCC1 geschnitten. Das daraus resultierende 24-32-Oligomer wird entfernt. **(6)** und **(7)** Anschließend wird die entstandene Lücke durch Polδ/ε mit Hilfe der Replikations–Proteine PCNA und RFC gefüllt und durch eine DNA-Ligase ligiert.

Das XPG-Protein hat eine höhere Affinität zu entwundener DNA als zu einer Doppelhelix (Hohl et al., 2003). XPG bindet an die entwundene DNA, wodurch XPC aus dem Komplex dissoziiert. Dadurch entsteht der Preinzisions-Komplex 2 (PIC2). In diesem Schritt kann der 3'-Inzisions-Schnitt erfolgen. Doch weil die Lücke wieder ligiert werden könnte, ist die PIC2-Bildung reversibel. Erst nach der Bindung von XPF-ERCC1 wird der Preinzisions-Komplex 3 gebildet, was zu einer irreversiblen dualen Inzision und dem Abtrennen des geschädigten Oligomers führt. Der beschädigte Strang wird 3' des Schadens durch XPG und 5' des Schadens durch XPF-ERCC1 geschnitten. Das daraus resultierende 24-32-Oligomer wird entfernt, und die Lücke wird durch Polδ/ε mit Hilfe von Proteinen des Replikationsapparates PCNA und RFC gefüllt (Wood und Shivji, 1997).

1.3 Crosslink-Reparatur

Interstrang-Vernetzungen (Crosslinks, ICL) umfassen eine einzigartige und extrem toxische Klasse von DNA-Läsionen, die während des normalen Stoffwechsels entstehen können oder durch Chemotherapeutika induziert werden. ICL verhindern die Trennung der DNA-Stränge, welche für den Zugang der Polymerasen erforderlich ist, und blockieren somit den DNA-Metabolismus (Lawley und Phillips, 1996). Die DNA-schädigenden Substanzen, die ICL verursachen, sind extrem zytotoxisch und werden als Antikrebs-Chemotherapeutika benutzt, was auf ihrer selektiven Toxizität für proliferierende Zellen beruht.

Die ICL-Formation erfolgt über einen zweistufigen Reaktionsmechanismus, in dem zunächst ein Monoaddukt mit einem Strang der DNA gebildet wird (Hartley et al., 1991). In einem zweiten Schritt erfolgt die Umwandlung zum ICL. Obwohl crosslinkende Agenzien eine Vielzahl von verschiedenen DNA-Addukten induzieren können, wird eine starke Korrelation ihrer Zytotoxizität mit der ICL-Bildung beobachtet (O'Connor und Kohn, 1990; Palom et al., 2002).

Die Reparatur von ICL stellt eine einzigartige Herausforderung an die Zellen. Da die beiden Stränge der DNA kovalent modifiziert wurden, ist eine einfache Exzision der Läsion mit anschließender DNA-Synthese ausgeschlossen. Der genaue Mechanismus der ICL-Reparatur in Säugerzellen ist noch nicht vollständig geklärt (McHugh et al., 2001). Untersuchungen, die an Reparatur-Mutanten erhoben wurden, weisen auf eine Beteiligung von Proteinen aus mehreren DNA-Reparaturmechanismen bei der ICL-Reparatur hin, darunter NER, Homologe Rekombination und postreplikative Reparatur (Dronkert und Kanaar, 2001).

Für Säugerzellen wurde gezeigt, dass NER-Mutanten empfindlich auf ICL-induzierende Agenzien reagieren, jedoch in unterschiedlichem Ausmaß. So sind XPF- und ERCC1-Mutanten viel empfindlicher als XPA-Mutanten (Dronkert und Kanaar, 2001). Somit scheint ERCC1-XPF neben seiner Funktion in der NER eine zusätzliche Rolle bei der ICL-Reparatur zu haben. Es gibt Hinweise, dass die ICL in Eukaryonten Doppelstrangbrüche (DSB) auslösen (Bredberg et al., 1982; Dardalhon und Averbeck, 1995; De Silva et al., 2000; Magana-Schwencke et al., 1982; McHugh et al., 2000). So wurde vorgeschlagen, dass in Säugerzellen die Prozessierung der ICL zu DSB führt, die dann über homologe Reparatur repariert werden (Bessho, 2003; De Silva et al., 2000; Kuraoka et al., 2000).

In einer Studie von Niedernhofer und Mitarbeitern wurde die Rolle von ERCC1-XPF bei der ICL-Reparatur anhand der Detektion von γ-H2AX als Marker von DSB untersucht (Niedernhofer et al., 2004). Das Phosphoprotein reichert sich an DSB an und bildet Foci, die durch Immunfärbung nachgewiesen werden können. In dieser Studie wurden zum einen die ICL-Schäden untersucht, die durch Mitomycin C (MMC) induziert werden und eine minimale Helix-Verzerrung verursachen (Tomasz et al., 1987). Zum anderen wurden die durch Cisplatin entstehenden ICL geprüft, die eine erhebliche Verzerrung bewirken (Malinge et al., 2000). Die Behandlung von Wildtyp-Zellen mit MMC induzierte γ-H2AX. Überraschenderweise waren γ-H2AX als Maß für DSB auch in ERCC1 -/- Zellen nach MMC-Behandlung induziert. Das weist auf einen ERCC1-XPF-unabhängigen Mechanismus der DSB-Entstehung nach Crosslink-Schäden hin. Stattdessen erfordert die ICL-vermittelte DSB-Bildung die Progression des Zellzyklus in die S-Phase, was darauf hindeutet, dass DSB ein Zwischenprodukt der ICL-Reparatur während der DNA-Replikation sind. In ERCC1-/- Zellen persistierten die

MMC-induzierten γ-H2AX mindestens 48 h länger als in Wildtyp-Zellen, woraus auf eine Rolle von ERCC1-XPF für die Auflösung der Crosslink-induzierten DSB geschlossen wurde. Zusammenfassend zeigen diese Daten die Bedeutung des ERCC1-XPF-Komplexes bei der Prozessierung von ICL- induzierten DSB.

1.3.1 Model der Reparatur des Interstrang-Crosslinks

Basierend auf ihren Ergebnissen wurde von Niedernhofer und Mitarbeitern ein Modell für den Mechanismus der ICL-Reparatur in Säugerzellen vorgeschlagen (Abb. 1.3.1). ICL-Reparatur wird während der DNA-Replikation (Abb. 1.3.1 A) eingeleitet (Akkari et al., 2000; McHugh et al., 2001).

Der ICL verhindert das Auftrennen der beiden DNA-Stränge während der Replikation, was zur einer stagnierten Replikationsgabel führt (Abb. 1.3.1 B). Durch die Einwirkung einer Struktur-spezifischen Endonuklease, die nicht ERCC1-XPF ist, sondern z.B. Mus81, kann die stagnierte Replikationsgabel zu einem DNA-Doppelstrangbruch (DSB) prozessiert werden (Abb. 1.3.1 C), was die Entstehung von γ-H2AX-Foci auslöst (Bessho, 2003, Boddy et al., 2001; Chen et al., 2001; Lundin et al., 2002; McGlynn und Lloyd, 2002; Ward und Chen, 2001).

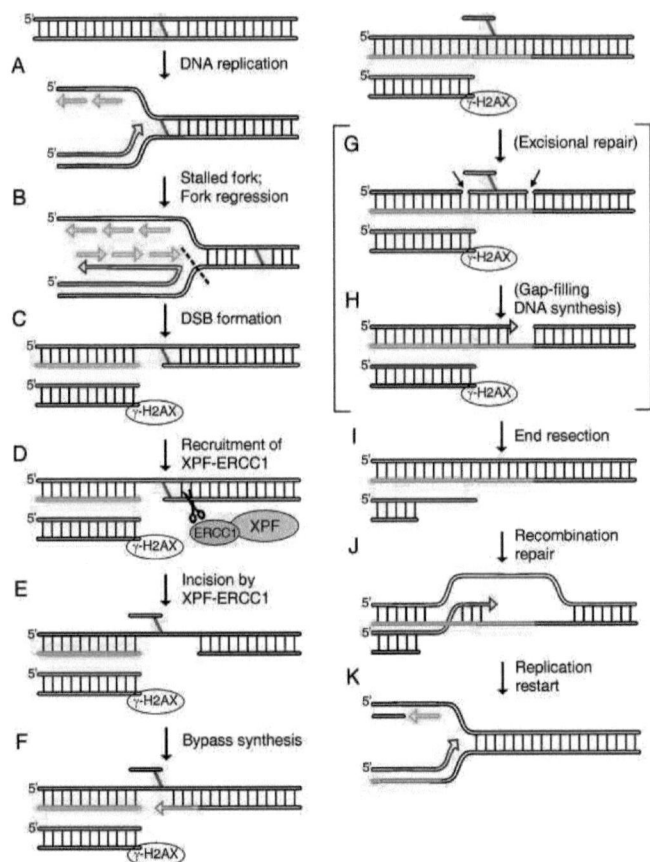

Abb. 1.3.1 Modell für den Mechanismus der ICL-Reparatur in Säugerzellen (nach Niedernhofer et al., 2004)

(**A**) Die Reparatur der ICL wird während der DNA-Replikation eingeleitet. (**B**) Der ICL verhindert die Entwindung der beiden DNA-Stränge, was zur Stagnation der Replikationsgabel führt. (**C**) Dies führt zur Regression der Replikationsgabel und Bildung eines DSB. Der DSB kann als lokale Anreicherung von γ-H2AX durch Immunfärbung nachgewiesen werden. (**D**) Die Bildung eines DSB schafft ein Substrat für die Endonuklease ERCC1-XPF in der Template-DNA. (**E**) ERCC1-XPF schneidet mit seiner charakteristischen Substratspezifität. Dadurch wird der ICL von einem der beiden DNA-Stränge entkoppelt. (**F**) Der verbleibende DNA-Schaden kann umgangen werden, indem eine DNA-Polymerase die Transläsionssynthese durchführt. (**G**) Der restliche ICL-Schaden kann letztlich aus dem zweiten Strang herausgeschnitten werden. (**H**) Die entstandene Lücke kann durch die Replikations-Maschinerie aufgefüllt werden. (**I**) Die Reparatur der DSB erfordert die Resektion des gebrochenen Endes, um ein 3' einsträngigen Überhang freizulegen. (**J**) Das 3'-Ende dringt in die Template-DNA ein, um ein gemeinsames Molekül zu erzeugen. Dies ist nur möglich, wenn ERCC1-XPF den hemmenden ICL entkoppelt hat. (**K**) Erweiterung des Heteroduplexes kann die Replikationsgabel wiederherstellen.

Die Bildung eines DSB auf dem führenden Strang stellt ein neues 3'-Ende in der Template-DNA in der Nähe des ICL dar, welches ein Substrat für die Struktur-Endonuklease ERCC1-XPF ist (Abb. 1.3.1 D) (de Laat et al., 1998). Die Spaltung durch ERCC1-XPF entkoppelt den ICL von einem der beiden DNA-Stränge (Abb. 1.3.1 E). Diese Daten zeigen, dass ERCC1-XPF nicht für die Bildung von DSB nach Crosslink-Schäden erforderlich, sondern für ihre Auflösung unerlässlich ist. Sobald der Schaden auf einen DNA-Strang begrenzt ist, kann er durch eine DNA-Polymerase, die zur Transläsions-Synthese fähig ist, umgangen werden (Abb. 1.3.1 F) und anschließend aus dem Template-Strang ausgeschnitten werden (Abb. 1.3.1 G und H) (McHugh et al., 2000; Zheng et al., 2003). Die Reparatur des Replikations-induzierten DSB verläuft über homologe Rekombination (Arnaudeau et al., 2001; Lundin et al., 2002; Saintigny et al., 2001). Rekombination ist durch die Invasion vom 3'-Ende des DSB initiiert, wodurch ein gemeinsames Molekül mit der parentalen Doppelhelix entsteht (Abb. 1.3.1 I und J) (McGlynn und Lloyd, 2002). Erweiterung des Heteroduplexes ermöglicht eine Wiederherstellung der Replikationsgabel (Abb. 1.3.1 K). Das vorgeschlagene Modell stimmt mit den genetischen Daten überein, die auf eine Beteiligung der Proteine der Homologen Rekombination, der postreplikativen Reparatur und der ERCC1-XPF- Endonuklease bei der ICL-Reparatur in Säugetierzellen hinweisen (Dronkert und Kanaar, 2001).

1.4 DNA-schadensabhängiges Signaling

In proliferierenden Zellen kommt es nach Cisplatinwirkung und Bildung von ICL zum Halt der Replikation und zur Aktivierung des DNA-schadensabhängigen Signalings. Das DNA-schadensabhängige Signaling beinhaltet die Erkennung der Schäden, die Initiation von DNA-schadensabhängigen-Checkpoints und die Apoptose-Induktion. Im folgenden Kapitel werden die Schlüsselfaktoren dieser Signalketten erläutert.

1.4.1 Molekulare Komponenten der DNA-schadensabhängigen Checkpoints

DNA-schadensabhängige Checkpoints sind biochemische Stoffwechselwege, die einen Zellzyklus-Arrest in Reaktion auf DNA-Schäden induzieren (Nyberg et al., 2002). Ursprünglich wurde der Checkpoint als ein bestimmter Zeitpunkt im Zellzyklus definiert, an dem die Integrität der DNA geprüft wird, bevor die Progression durch den Zellzyklus erfolgt (Weinert und Hartwell, 1988). Entweder durchlaufen alle eukaryontischen Zellen vier Phasen innerhalb des Zellzyklus, G1, S, G2 und M, oder sie befinden sich in einer G0-Phase außerhalb des Zyklus. In intakten Zellen sind die Übergänge G1/S und G2/M sowie S-Phasen-Progression streng kontrolliert. So sind die DNA-schadensabhängigen Checkpoints keine spezifisch eingeschalteten Reaktionen, sondern sind Signalwege, die auch unter normalen Wachstumsbedingungen aktiv sind und bei der DNA-Schädigung verstärkt aktiviert werden.

Die DNA-schadensabhängigen Checkpoints bestehen aus drei Komponenten: Sensoren, Transduktoren und Effektoren (Abb. 1.4.1).

Obwohl die G1/S-, intra-S- und G2/M-Checkpoints unterschiedlich sind, scheinen dieselben Sensor-Moleküle die verschiedenen Checkpoints zu aktivieren bzw. sich gegenseitig zu ersetzen. Ähnlich werden die nachgeschalteten signaltransduzierenden Moleküle, die Protein-Kinasen und Phosphatasen, von den verschiedenen Checkpoints in unterschiedlichem Ausmaß geteilt (Zhou und Elledge, 2000; Abraham, 2001).

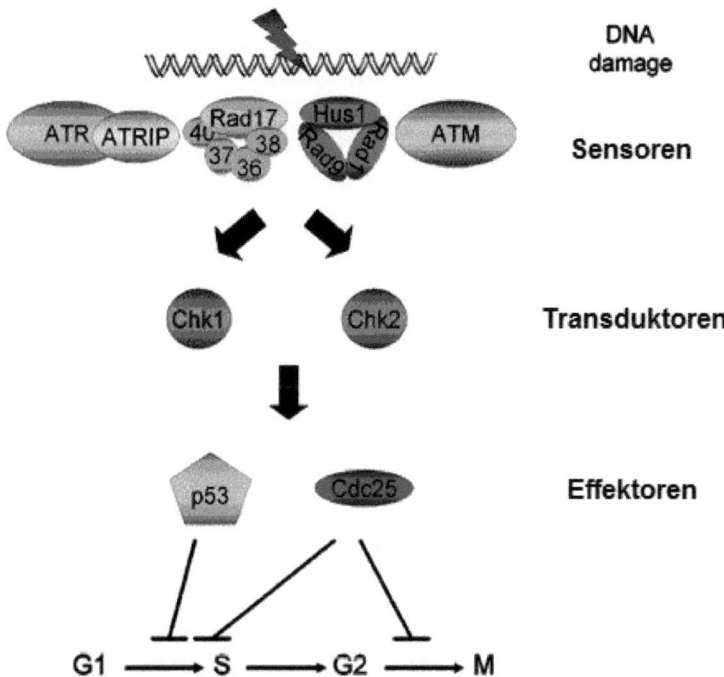

Abb. 1.4.1 Komponenten der DNA-schadensabhängigen Checkpoints in humanen Zellen (nach Sancar et al., 2004)
Der Schaden wird durch Sensor-Proteine detektiert, die das Signal an die Transduktoren weiterleiten. Die Transduktoren können wiederum Effektor-Proteine aktivieren oder inaktivieren, die direkt an der Hemmung des G1/S- Überganges, der S Phase Progression oder des G2/M-Überganges beteiligt sind.

1.4.2 DNA-Schadenserkennungs-Proteine ATM und ATR

DNA-schadensabhängige Checkpoints erfordern zuerst die Erkennung von DNA-Schäden, um die späteren Ereignisse zu initiieren. Die DNA-Schäden werden von den beiden Sensor-Molekülen ATM und ATR, die zur Familie von Phosphoinositid 3-Kinase-like-Kinasen (PIKK) gehören, detektiert (Durocher und Jackson, 2001).

ATM (Ataxia Telangiectasia Mutated) ist ein 350-kDa Protein, das mit sich selbst oligomerisiert (Perry und Kleckner, 2003; Bakkenist und Kastan, 2003). Mutationen in ATM verursachen im Menschen das Syndrom Ataxia Telangiectasia (AT), das durch Genominstabilität, klinische Strahlenempfindlichkeit und Krebsveranlagung charakterisiert ist (Shiloh, 1997). ATM hat eine Protein-Kinase-Aktivität, die in vivo durch Doppelstrang-Brüche induziert wird (Banin et al., 1998). Nach Exposition der Zellen gegenüber ionisierender Strahlung phosphoryliert ATM an Serin- und Threonin-Resten eine Reihe von Proteinen, einschließlich Chk2, p53, NBS1, BRCA1 sowie sich selbst (Banin et al., 1998; Lim et al., 2000; Cortez et al., 1999; Canman et al., 1998; Bakkenist und Kastan, 2003). Die Autophosphorylierung von ATM bewirkt die Entstehung von Monomeren aus dem Oligomer, die die aktive Form des Enzyms für die Checkpoint-Aktivierung darstellen (Bakkenist und Kastan, 2003).

ATR wurde als ein Gen mit Sequenzhomologie zu ATM und Rad3 entdeckt („ATM und Rad3 related") (Cimprich et al., 1996). Das Gen kodiert ein Protein von 303 kDa mit einer C-terminalen Kinase-Domäne und Regionen der Homologie zu anderen PIKK-Familienmitgliedern. Knockout von ATR in Mäusen führt zur embryonalen Letalität, und Mutationen, die einen partiellen Verlust der ATR-Aktivität beim Menschen verursachen, führen zu der humanen, autosomal rezessiv vererbten Erkrankung Seckel-Syndrom, die gemeinsame Merkmale mit AT hat (Brown und Baltimore, 2000; de Klein et al., 2000; O'Driscoll et al., 2003).

Das ATR-Protein ist, wie ATM, eine Protein-Kinase, die im Wesentlichen dieselben Proteine, die von ATM aktiviert werden, phosphoryliert. Im Gegensatz zu ATM wird ATR *in vivo* durch UV-Strahlung und nicht durch ionisierende Strahlung aktiviert (Abraham, 2001). In *in vitro* Experimenten wurde gezeigt, dass das Protein an einen 50-bp-DNA-Duplex mit einem (6-4)-Photoprodukt mit etwa zweifacher Affinität im Vergleich zu einem unbeschädigten Duplex bindet (Unsal-Kacmaz et al., 2002). Bei der Verwendung von linearer DNA war ATR selten an den DNA-Enden zu sehen, was darauf hinweist, dass ATR im Gegensatz zum ATM keine Doppelstrang-Brüche erkennt. So wurde angenommen, dass ATM ein Sensor von Doppelstrang-Brüchen ist und ATR eine analoge Rolle für die Erkennung von UV-induzierten Basen-Schäden oder der stagnierten Replikationsgabel spielt. In Säugerzellen wurde eine Interaktionen von ATR mit dem 86-kDa-Protein ATRIP (ATR Interacting Protein) berichtet (Cortez et al., 2001). Über die Existenz eines DNA-Bindungspartners für ATM in Säugetierzellen ist noch nichts bekannt.

1.4.3 Checkpoint-Kinasen Chk1 und Chk2

Beim Menschen gibt es zwei Kinasen, Chk1 und Chk2, die eine strikte Funktion in der Regulation des Zellzyklus und der Checkpoint-Antwort haben (Melo und Toczyski, 2002; Rhind und Russell, 2000; McGowan, 2002). In Säugetierzellen wird das Doppelstrang-Brüche-Signal von ATM an Chk2 übertragen, und das UV-Schaden-Signal durch ATR an Chk1 weitergeleitet (Hirao et al., 2000; Matsuoka et al., 2000; Abraham, 2001; Zhao und Piwnica-Worms, 2001). Allerdings gibt es einige

Überlappungen zwischen den Funktionen der beiden Proteine. Zu erwähnen ist, dass Chk1 (-/-) bei Mäusen embryonal letal ist (Takai et al., 2000; Liu et al., 2000), während Chk2 (-/-) Mäuse lebensfähig sind und fast normale Checkpoint-Antworten aufweisen (Jack et al., 2002). Mutationen in hChk2 führen zu einem Li-Fraumeni-ähnlichen krebsanfälligen Syndrom beim Menschen (Bell et al., 1999).

Zielproteine von Checkpoint-Kinasen sind die drei Phospho-Tyrosin-Phosphatasen Cdc25A, -B und -C. Die Cdc25-Phosphatasen dephosphorylieren beim Menschen die Cyclin-abhängigen Kinasen, die auf Zellzyklus-Proteine direkt wirken können. So fördern die unphosphorylierten Cdc25-Proteine den G1/S-Übergang durch Dephosphorylierung von Cdk2 und die G2/M-Transition durch Dephosphorylierung von Cdc2 (Bartek und Lukas, 2001). Die Phosphorylierung dieser Cdc25-Proteine durch die Checkpoint-Kinasen führt zur deren Inaktivierung. Dies geschieht entweder durch Ausschluss aus dem Kern, durch den proteolytischen Abbau oder durch beide Mechanismen.

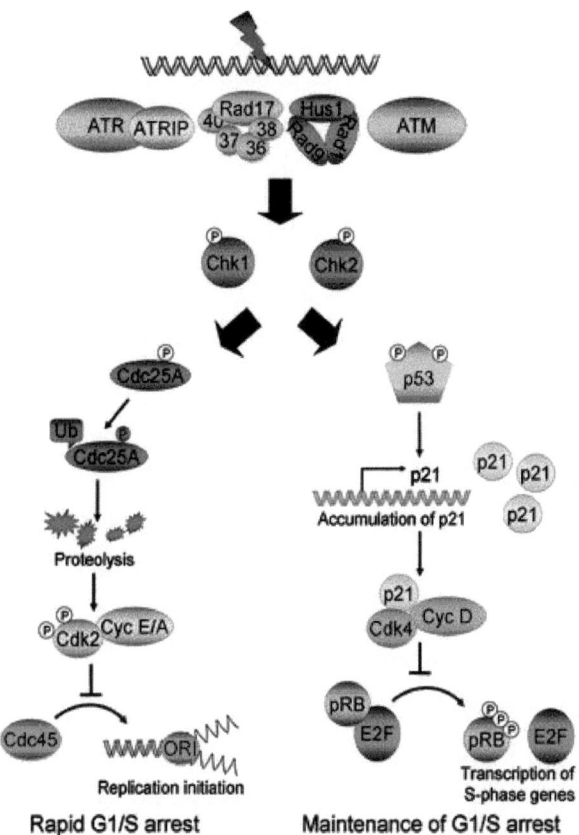

Abb. 1.4.3 Die G1/S-Checkpoint (nach Sancar et al., 2004)

Doppelstrang-Brüche werden durch ATM und UV-Schäden werden durch ATR erkannt. ATM/ATR phosphorylieren p53 und Chk1/Chk2, die wiederum Cdc25A phosphorylieren, was ihre Inaktivierung durch Ausschuß aus dem Kern und Ubiquitin-vermittelten Abbau verursacht. Phosphoryliertes und inaktiviertes Cdk2 akkumuliert und kann Cdc45 nicht mehr phosphorylieren, wodurch keine Replikation initiiert wird. Weiterhin wird der G1/S - Arrest durch p53 aufrechterhalten, das auf Ser15 durch ATM/ATR und Ser20 durch Chk1/Chk2 phosphoryliert wird. Das phosphorylierte p53 induziert die Transkription von p21$^{WAF-1/Cip1}$, und dieses bindet an den Cdk4/Cyclin D-Komplex, so dass die Phosphorylierung von Rb verhindert wird. Die Rb-Phosphorylierung ist für die Freigabe des E2F-Transkriptionsfaktors und anschließende Transkription von S-Phase Genen notwendig. p21$^{WAF-1/Cip1}$ bindet und inaktiviert auch den CDK2/Cyclin E-Komplex und sichert damit die Erhaltung des G1/S-Arrestes.

1.4.4 Mitochondrialer apoptotischer Signalweg

Nachdem die DNA-Schäden durch spezialisierte Proteine erkannt wurden, leiten diese das Signal an nachgeschaltete Vermittlungsmoleküle weiter. Ist die DNA zu stark geschädigt, um repariert zu werden, wird in der Zelle ein apoptotisches Signal ausgelöst. Generell gibt es zwei Möglichkeiten, um Apoptose in Zellen einzuleiten: Mitochondrien-Assoziierter-Apoptoseweg und Todesrezeptorweg (Abb. 1.4.4). Dabei stellt der mitochondriale Weg einen Hauptweg der Apoptose dar und ist durch die Permeabilisierung der äußeren Mitochondrienmembran und Austritt von Cytochrom c gekennzeichnet. Die Hauptrollen spielen bei diesem Weg das Tumorsupressorprotein p53 und Proteine der Bcl-2-Familie.

Das p53-Protein ist ein zentraler Koordinator der Zellantwort auf Stress und gentoxische Schäden und wird in Zellen ubiquitär exprimiert. Bei Abwesenheit von Stress-Stimuli ist p53 inaktiv und kurzlebig, da es durch seinen negativen Regulator Mdm2 gebunden und dann abgebaut wird. Kommt es zu einem Schaden in der Zelle, wird p53 posttranslational modifiziert. Dadurch wird die Bindung von Mdm2 verhindert, und p53 reicht sich in der Zelle schnell an. Aktiviertes p53 initiiert die Transkription von mehreren Genen, deren Produkte vielfach an der Apoptose-Regulierung beteiligt sind. Zu diesen Proteinen gehören unter anderem die pro-apoptotischen Mitglieder aus der Familie der Bcl-2-Proteine wie Bax, Puma und Noxa.

1.4.4.1 Bax-Translokation in die Mitochondrienmembran

Das zytosolische Bax-Protein kann zwar in einer erhöhten Menge im Zytoplasma der Zellen vorliegen. Trotzdem kann seine Aktivität zum einen durch einen vorgeformten inhibitorischen Komplex mit Bcl-2 geblockt sein. Zum anderen benötigt das zytosolische Bax-Protein einen Aktivator, um sich zu oligomerisieren und in die Mitochondrienmembran zu translozieren. Als Initiator der Bax-Translokation könnte die Transkriptions-unabhängige Aktivität von p53 in Frage kommen (Fuster et al., 2007; Chipuk und Green, 2004; Perfettini et al., 2004; Mihara et al., 2003). Es ist bekannt, dass p53 mit pro-apoptotischen und antiapoptotischen Regulatoren der Membranpermeabilität direkt wechselwirken kann. Aktiviertes p53 kann seine Transkriptionsunabhängige Aktivität entfalten, indem es z. B. mit Bcl-2 interagiert. Dadurch wird der pro-apoptotische Faktor Bax aus dem inhibitorischen Komplex „Bax-Bcl-2" gelöst. Alternativ kann p53 direkt mit Bax interagieren und es aktivieren. In beiden Fällen kommt es zur mitochondrialen Translokation von Bax und Ausbildung von Poren, durch die Cytochrom c austreten und die Apoptose einleiten kann (Leu et al., 2004; Mihara et al., 2003; Green und Evan, 2002; Schuler und Green, 2001; Goldstein et al., 2000).

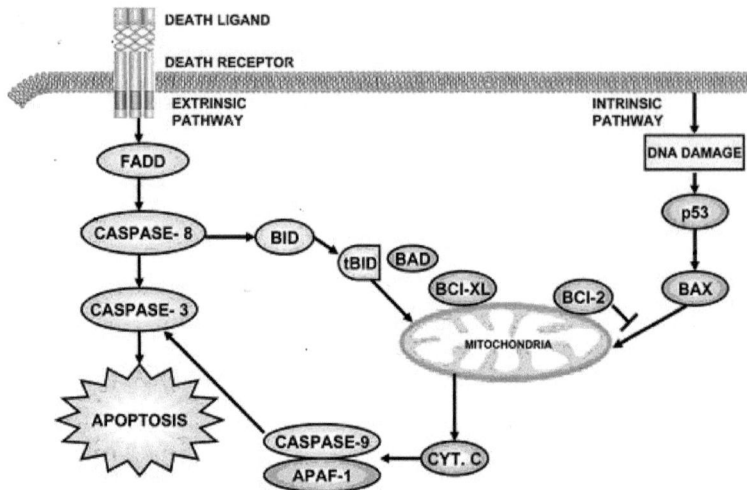

Abb. 1.4.4 Induktion der Apoptose

Der extrinsische Weg (Todesrezeptorweg) wird durch Ligation von Transmembran-Todesrezeptoren eingeleitet, um die Initiator-Caspase-8 über das Adapter-Molekül FADD zu aktivieren. Dieses wiederum spaltet und aktiviert die Effektor-Caspase-3. Der intrinsische Weg wird durch die Bcl-2-Familien-Proteine reguliert, wobei Proteine wie Bax Komplexe bilden können, die in die Mitochondrienmembran transloziert werden und die Freisetzung von Cytochrom C in das Zytoplasma auslösen. Cytochrom C bildet ein Apoptosom mit Apaf-1 und Initiator-Caspase-9 und leitet damit die Caspasen-Kaskade ein. Die aktivierten Caspasen katalysieren die Auflösung der intrazellulären Struktur, die zur Apoptose führt. Zwischen dem Todesrezeptorweg und dem mitochondrialen Weg besteht ein Cross-Talk, verursacht durch die Aktivierung von Bid, das auch die Mitochondrien-vermittelte Apoptose aktivieren kann.

1.4.4.2 Rolle der weiteren pro-apoptotoschen Aktivatoren der Bcl-2-Familie

Außer dem Porenprotein Bax spielen auch weitere pro-apoptotische Mitglieder der Bcl-2 Familie eine Rolle bei der Einleitung des mitochondrialen Apoptoseweges. Dazu gehört der Aktivator Noxa, der p53-abhängig exprimiert wird und als pro-apoptotisches Mitglied eine „Bcl-2-Homologie-Domäne der Region 3" (BH3) trägt.

Über diese Domäne kann Noxa mit anti-apoptotischen Bcl-2-Proteinen durch deren BH3-bindende Tasche interagieren. Im Unterschied z. B zu PUMA, welches eine hohe Bindungsaffinität zu allen anti-apoptotischen Bcl-2 Proteinen zeigt, hat Noxa Bindungsvermögen nur zu Mcl-1 und A1. Noxa kann durch seine Bindung z. B. an Mcl-1 das porenbildende Bak-Protein vom inhibitorischen „Bak-Mcl-1"-Komplex lösen, was die Oligomerisierung von Bak und Formation von Bak-Poren in der mitochondrialen Membran ermöglicht (Leu et al., 2004; Oda et al., 2000; Huang und Strasser, 2000).

1.4.4.3 Ausführung der mitochondrialen Apoptose

Das aktivierte p53 kann neben seiner transkriptionellen Funktion auch nicht-transkriptionell wirken, indem es einen direkten Kontakt mit Proteinen der Bcl-2-Familie eingeht. Dadurch wird unter anderem die Polymerisation von Bax-Molekülen begünstigt und die Bildung von Poren in der äußeren Mitochondrienmembran eingeleitet. Das Öffnen von mitochondrialen Poren dient dem Austreten von Cytochrom C aus den Mitochondrien. Cytochrom C bildet ein Apoptosom mit Apaf-1 und Procaspase-9. Der dadurch gebildete Komplex aktiviert die Spaltung von Procaspase-9 durch Autokatalyse. Die folglich aktivierte Initiator-Caspase-9 spaltet weitere Effektor-Caspasen-3 und -7. Ihrerseits spalten Effektor-Caspasen deren Substrate im Zytoplasma und Kern, was zu morphologischen und biochemischen Folgen der Apoptose führt.

Einleitung

1.5 Testikuläre Keimzelltumoren

Testikuläre Keimzelltumoren (TKZT) sind die häufigste solide maligne Tumorart bei Männern im Alter von 20-40 Jahren. Zu den wichtigsten Risikofaktoren für TKZT- Entwicklung zählen Kryptorchismus, eine Familiengeschichte von TKZT, Klinefelter-Syndrom oder testikuläre Dysgenesie. Genetische Aberrationen des SRY-Gens, das für Hodenentwicklung aus dem Ur-Gonaden verantwortlich ist, scheinen die Hauptursache für die TKZT in diesen Syndromen zu sein (Chemes et al., 2003).

TKZT sind eine heterogene Gruppe von Tumoren, die sich aus den Keimzellen entwickeln (Skakkebaek et al., 1987; Weissbach und Bussar-Maatz, 1996). Nur 5 % der TKZT haben keinen Ursprung in den Keimzellen (Heimdal et al., 1997 und 1998).

1.5.1 Histologische Formen der testikulären Keimzelltumoren

Aufgrund von histologischen und biochemischen Eigenschaften werden TKZT in Seminome und Nicht-Seminome unterteilt (Ulbright, 2005). Seminome sind aus einheitlichen Zellen zusammengesetzt, ähnlich den primordialen Keimzellen / Gonozyten (Jorgensen et al., 1995). Nicht-Seminome enthalten einen oder mehrere histologische Subtypen, die verschiedene Differenzierungs-Stadien der embryonalen Entwicklung darstellen. So bilden die Zellen des Embryonal-Karzinoms (EC) die Stammzell-Komponente und sind in der Lage, in embryonales Gewebe zu differenzieren. Daraus resultieren Teratokarzinom (TER), Dottersack-Karzinom (YST) oder Chorionkarzinom (CHC) (Abb. 1.5.2) (Chaganti und Houldsworth, 2000; Looijenga und Oosterhuis, 1999).

1.5.2 Tumorgenese und genetische Veränderungen

TKZTs stammen aus einer Läsion-Vorstufe, dem Carcinoma *in situ* (CIS), in dem eine Reihe von genomischen, genetischen und epigenetischen Veränderungen zur Progression zu Seminomen oder EC führen (Honecker et al., 2004; Hoei-Hansen et al., 2004).

Seminome können sich weiter in einen nicht-seminomatösen Tumor entwickeln (Honorio et al., 2003; Oosterhuis et al., 1989). Ein Carcinoma *in situ* entsteht aus einer diploiden primordialen Ur-Keimzelle während der Embryonalentwicklung (Abb. 1.5.2) (Dieckmann und Skakkebaek, 1999; Skakkebaek et al., 1987). Später können aneuploide Ereignisse und eine extensive Chromosomeninstabilität zur weiteren Umwandlung in invasive TKZT, sowohl des seminomatösen als auch nicht-seminomatösen Typus, führen. Obwohl die gleichen genomischen Störungen beobachtet werden, zeigen Seminome und Nicht-Seminome nicht nur morphologische Unterschiede, sondern auch unterschiedliche epigenetische Charakteristika und somit auch verschiedene Genexpressionsprofile (Honorio et al., 2003; Liao et al., 2004).

Das wichtigste genetische Merkmal, das in mehr als 80 % der TKZT beobachtet wird, ist das Vorhandensein von Isochromosom 12 (i12p) (Bosl et al., 1989; Skotheim und Lothe, 2003). TKZ ohne i12p zeigen eine Amplifikation von genetischem Material auf 12p. Die Überexpression von 12p-Genprodukten wird mit dem invasiven Phänotyp von TKZT in Verbindung gebracht (Rodriguez et al., 1992; Suijkerbuijk et al., 1993). Da das Spektrum der genetischen Merkmale von TKZT sehr breit ist, ist es schwierig, andere genetische Schlüsselmerkmale der TKZT außer i12p zu definieren.

Einleitung

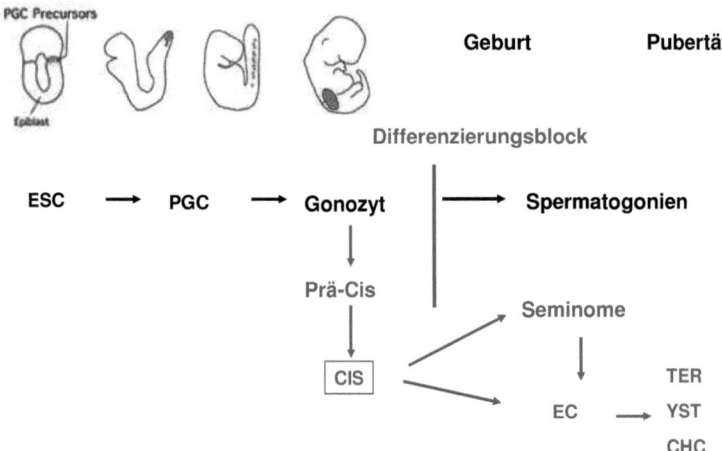

Abb. 1.5.2 Modell für die Entwicklung von Keimzelltumoren

Testikuläre Keimzelltumoren sind eine heterogene Gruppe von Tumoren, die sich von Keimzellen ableiten. Sie entstehen, wenn die normale Differenzierung der Gonozyten zu Spermatogonien blockiert ist. Molekulare Veränderungen in den Gonozyten führen zur Bildung einer prä-malignen Vorstufen-Läsion, dem sogenannten Carcinoma *in situ* (CIS). Eine Reihe von genomischen, genetischen und epigenetischen Veränderungen in dieser Läsion führt später nach der Geburt zur Progression und Differenzierung in Seminome und Nicht-Seminome.

1.5.3 Krankheitsverlauf und Therapie

Das schnelle Wachstum und die Progression der TKZT verursachen frühe Lymphknotenmetastasen und/oder Fernmetastasen. Zum Zeitpunkt der Diagnose leiden über 25 % der Seminom-Patienten und bis zu 60 % der Nicht-Seminom-Patienten an Metastasen (Porcaro et al., 2002; Al Ghamdi und Jewett, 2005; Peckham, 1988; Perrotti et al., 2004). Aufgrund von hochwirksamen Kombinationen von Chemotherapeutika können metastasierende Testistumoren mittels Chemotherapie geheilt werden. Dies unterscheidet sie von den meisten anderen metastasierenden soliden Tumoren. Seminome sind Radio- und Chemotherapie-sensitive Tumoren, die nahezu vollständig auf jeder Stufe heilbar sind (Classen und Dieckmann, 2001). Nicht-seminomatöse Tumoren werden meist mit einer Operation und Chemotherapie behandelt, mit unterschiedlichen vom Krankheitsstadium abhängigen Heilungsraten (Classen et al., 2001; Shelley et al., 2002). Die Heilungsraten bei Patienten mit Metastasen liegen bei rund 80 % (Gori et al., 2005; Jones und Vasey, 2003b; Oosterhof und Verlind, 2004).

Für die Therapie der Hodentumoren werden die drei DNA-schädigenden Agenzien Cisplatin, Etoposid und Bleomycin eingesetzt (Jones und Vasey, 2003a). Dabei scheint Cisplatin von besonderer Bedeutung zu sein (Horwich et al., 2006). Warum Testistumoren so gut auf Cisplatin-basierende Chemotherapie ansprechen, ist bislang nicht vollständig geklärt. Eine Erklärung ist, dass eine erhöhte Fähigkeit der Keimzellen, den programmierten Zelltod einzugehen, eine zentrale Rolle in der intrinsischen Chemotherapeutika-Sensitivität von TKZT spielen könnte (Spierings et al., 2003). Ein besseres Verständnis der molekularen Grundlagen der chemotherapeutischen Effizienz bei der Behandlung von Testistumoren könnte helfen, die Sensitivität von anderen metastasierenden Tumoren zu erhöhen. In Übereinstimmung mit den klinischen Ergebnissen zeigen die meisten humanen TKZT-Zelllinien ebenfalls eine außerordentliche Cisplatin-Sensitivität (Chresta et al., 1996; Huddart et al., 1995; Masters und Köberle, 2003).

1.6 Blasenkrebs

Da die Patientenzahl von Blasenkrebs weltweit über eine Million beträgt, ist Blasenkrebs eindeutig ein wesentliches Problem der öffentlichen Gesundheit auf der ganzen Welt (Clark, 2007). Mit der Prognose von weiter steigender Inzidenzrate gehört Blasenkrebs zu den fünf häufigsten Tumor-Erkrankungen in den Industrieländern und betrifft etwa 25.000 Patienten pro Jahr in Deutschland (Zieger, 2008; rki. Robert Koch Institut: Krebsinzidenz und Krebsmortalität 2000).

Die Entstehung von Blasenkrebs wurde mit der Exposition gegenüber einer Reihe von Umweltfaktoren in Verbindung gebracht. So scheinen heterozyklische Amine, die bei der Herstellung von Gummi, in der Petrochemie sowie im Farb- und Textildruck entstehen, zu den Risikofaktoren zu gehören. Auch Rauchen wurde mit der Entstehung von Blasentumoren assoziiert.

1.6.1 Therapie von Blasentumoren

Blasentumoren werden ebenfalls mit einer auf Cisplatin basierenden Kombinationstherapie behandelt. So ist die Kombinations-Chemotherapie mit Methotrexat-Vinblastin-Adriamycin-Cisplatin (MVAC) eine Standard-Therapie für Patienten mit metastasierendem Urothelkarzinom. Es werden auch andere Chemotherapeutika angewandt, wobei Cisplatin eine zentrale Stelle einnimmt (z.B. Cisplatin-Gemcitabin oder Cisplatin-Taxol) (Cote und Datar, 2003; Chester et al., 2004; Perabo und Muller, 2007; Matsui et al., 2005). Jedoch liegen die Heilungsraten, die bei Blasentumoren erreicht werden, weit unter denen der Hodentumoren.

In der vorliegenden Arbeit wurden Blasenkrebszellen für den Vergleich mit Testistumorzellen gewählt, weil Cisplatin ein wesentlicher Bestandteil der Kombinations-Chemotherapie für die beiden Krebsarten ist, allerdings mit unterschiedlichem Therapie-Erfolg.

1.7. Fragestellung

Metastasierender Krebs ist bei Erwachsenen in der Regel nicht heilbar. Eine Ausnahme stellen testikuläre Keimzelltumore (TKZT) dar, da über 75 % der Patienten mit fortgeschrittenen metastasierenden TKZT mit einer auf Cisplatin basierenden Kombinations-Chemotherapie geheilt werden können. Zelllinien, die aus TKZT isoliert wurden, behalten diese Cisplatin-Sensitivität *in vitro* bei. Somit spiegeln Testistumorzelllinien die klinische Situation wider und sind deswegen ein gutes Modellsystem um zu untersuchen, welche Faktoren der Cisplatin-Sensitivität zugrunde liegen.

Die molekularen Ursachen der Cisplatin-Sensitivität in Testistumoren scheinen multifaktoriell zu sein und schließen eine verminderte DNA-Reparaturkapazität und eine erhöhte Apoptose-Anfälligkeit der Tumorzellen ein. Diese zwei Mechanismen sollten in der vorliegenden Arbeit in drei Cisplatin-sensitiven Testistumorzelllinien (833K, Susa, GCT27) und drei Cisplatin-resistenten Blasentumorzelllinien (MGH-U1, RT112, HT1376) vergleichend untersucht werden.

Es wurde bereits gezeigt, dass Testistumorzellen eine geringe Kapazität für die Entfernung von Cisplatin-induzierten DNA-Platinierungen aufweisen. Dieser Defekt in der DNA-Reparatur könnte ein Faktor für die beobachtete Cisplatin-Sensitivität sein. Cisplatin induziert sowohl Intrastrang-Vernetzungen als auch Interstrang-Vernetzungen (ICL). Die Bildung und Reparatur der Cisplatin-induzierten Intrastrang-Vernetzungen sollte mittels DNA-Slot-Blot und die Bildung und Entfernung von Interstrang-Vernetzungen mithilfe des Comet-Assays untersucht werden. Da die ICL-Reparatur über die Bildung von DNA-Doppelstrangbrüche mit anschließender DSB-Reparatur verläuft, sollte die Kinetik der DSB-Reparatur anhand der Immundetektion der Histon-

Variante γH2AX, die zur Visualisierung von DSB verwendet wird, verfolgt werden.

Es wurde bereits gezeigt, dass der Reparaturfaktor ERCC1-XPF in Testistumorzelllinien reduziert vorliegt. Um eine mögliche Rolle von ERCC1-XPF für die Reparatur-Defizienz und Cisplatin-Sensitivität in Testistumorzellen zu analysieren, sollte ERCC1-XPF in der Testistumorzelllinie 833K mithilfe eines Expressionsvektors überexprimiert werden und der Einfluß von ERCC1-XPF auf DNA-Reparatur sowie Cisplatin-Sensitivität untersucht werden. Des Weiteren sollte in „proof of principle" Experimenten ERCC1-XPF in der Cisplatin-resistenten Blasentumorzelllinie MGH-U1 mittels siRNA herunterreguliert und die Auswirkung der Herunterregulation auf die DNA-Reparatur und die Cisplatinsensitivität untersucht werden.

Da unreparierte DNA-Läsionen eine DNA-schadensabhängige Antwort einleiten können, sollte die Aktivierung der Hauptfaktoren dieser Signalwege untersucht werden. Dazu gehören unter anderem die DNA-Schadenserkennungsproteine ATM/ATR und deren Zielproteine, die Checkpoint-Kinasen Chk1/Chk2.

Ein Weg, durch den die Cisplatin-induzierte Apoptose ausgeführt werden kann, stellt die mitochondriale Schädigung (endogener Signalweg der Apoptose) dar. Daher sollte die Expression einiger der Proteine, die bei diesem Apoptoseweg eine Rolle spielen, in Testis- und Blasentumorzellen nach Cisplatin-Behandlung vergleichend untersucht werden.

2. Material und Methoden

2.1 Geräte

Elektrophorese-Kammer	Bio-Rad Mini-Protean 3 (Richmond, CA)
Brutschrank	Hera cell Heraeus, München
[^{137}Cs]-Quelle Gammacell 2000	Molsgaard Medical, Dänemark
Durchflusszytometer FACSCalib.	Becton Dickinson, Heidelberg, Deutschland
Feinwaage	Satorius, Göttingen
Fluoreszenzmikroskop	Nikon **MIKROPHOT FXA**.
Geldokumentation	InGenius Syngene, Cambridge UK
Gefrierschrank (-80°C)	Thermo Fischer Scientific, Waltham
Heizblock	Eppendorf, Hamburg
Kühlschrank (4°C)	Liebherr, Ochsenhausen
Laser Scanning Mikroskop 710	Carl Zeiss, Jena, Deutschland
Mikroskop ID02	Zeiss
Mikrowelle	LG
Neubauer-Zählkammer	Marienfeld, Lauda-Königshofen
Pipettierhilfe	Integra Biosciences
pH-Meter	Schott, Mainz
Slot Blot Nylon-Membrane	Hybond-N + Amersham, Braunschweig
Schüttler	IKA Labortechnik, Staufen
Slot-Blot-Apparatur	Hybridot Krümmer, Bethesda Research Laboratories
Spannungsquelle Power Pac 300	Bio-Rad, München
Spektralphotometer	Biochrom Ltd, Cambridge, UK
Sterilbank	BDK, Sonnenbühl-Genkingen

Tiefkühler (-20°C)	Liebherr, Ochsenhausen
Tischzentrifuge	Eppendorf, Hamburg
Thermomixer 5436	Eppendorf, Hamburg
Ultraschallstab 250	Branson, Danbury, USA
Vakuumpumpe	Brandt, Wertheim
Zentrifuge Laborfuge 400R	Heraeus, München
Zeiss-Mikroskop	ImageM1 AX10

2.2 Verbrauchsmittel

Deckgläschen	Roth, Karlsruhe
ECL-Filme	Amersham, Braunschweig bzw. Kodak
Eppendorfgefäße	Eppendorf, Hamburg
Einwegküvetten	Brand, Wertheim
Kaleidoskop Proteinmarker	Bio-Rad, München
Mikroröhrchen für FACS	Sarstedt, Nürnbrecht
Nitrozellulosemembran	Protan, Schleicher & Schuell, Dassel
Nagellack	farblos, Drogeriemarkt
Objektträger	Roth, Karlsruhe
Pipetten	Gilson, Middleton
Pipettenspitzen	Greiner, Frickenhausen
Rotiload Protein-Probenpuffer	Roth, Karlsruhe
Whatman Filterpapier 3 mm	Schleicher & Schuell, Dassel
Zellkulturschalen	Greiner, Frickenhausen
Zellkulturgefäße	Greiner, Frickenhausen
Zellkulturartikel	Greiner, Nürtingen

2.3 Chemikalien

Acrylamid/Bisacrylamid	Roth, Karlsruhe
Agarose	Gibco Life Technologies, Karlsruhe
APS	Merck, Darmstadt
Bovin Serum Albumin Standard	Pierce
DMSO	Merck, Darmstadt
Glycin	Roth, Karlsruhe
Kaliumhydroxid	Roth, Karlsruhe
Kaliumchlorid	Roth, Karlsruhe

Material und Methoden

Kalziumchlorid	Roth, Karlsruhe
Luminol	Sigma-Aldrich, Steinheim
Low Melting Point (LMP) Agarose	Sigma, München
Magnesiumchlorid	Sigma-Aldrich, Steinheim
Magermilchpulver	Reformhaus, Mainz
Magnesiumchlorid	Sigma-Aldrich, Steinheim
Methanol	Roth, Karlsruhe
Natriumhydroxid	Roth, Karlsruhe
Natriumhydrogencarbonat	Roth, Karlsruhe
Natriumchlorid	Roth, Karlsruhe
Para-Hydroxycoumarinsäure	Sigma-Aldrich, Steinheim
PBS	Biochrom, Berlin
Polyethylenglykol 400	Roth, Karlsruhe
PIPES	Roth, Karlsruhe
Ponceau	Sigma-Aldrich, München
Propidiumiodid	Serva, Heidelberg
Proteaseinhibitor-Cocktail Complete	Roche, Mannheim
RNase A	Sigma-Aldrich, München
Saccharose	Roth, Karlsruhe
Salzsäure	Roth, Karlsruhe
SDS	Roth, Karlsruhe
TEMED	Roth, Karlsruhe
TRIS	Roth, Karlsruhe
Triton X-100	Roth, Karlsruhe
Tween-20	Roth, Karlsruhe
Wasserstoffperoxid	Sigma-Aldrich, Steinheim

2.4 Puffer und Lösungen

2.4.1 Lösungen für Immunfluoreszenz

Blockpuffer	PBS
	0,1 % Triton-X100
	5 % BSA
Eindeckmedium	Glycerin: PBS 1:1
	2,5 % DABCO, pH 8,6
To-Pro-3	1 µM
DAPI-Lösung	100 ng/ml

2.4.2 Lösungen für Slot Blot

Ammoniumacetat	1 M
Milchblockpuffer	PBS
	0,2 % Tween-20
	5 % fettfreie Trockenmilch

2.4.3 Lösungen für Comet Assay

Agarose für Objektträger	1,5 % in PBS
Ethanol	100 %
Ethanol	70 % in A. bidest
Formaldehyd	4 % in A. bidest
LMP-Agarose	0,5 % in PBS
Methanol	100 %

Material und Methoden

Comet Assay-Lysepuffer	2,5 M NaCl
	100 mM EDTA
	10 mM Tris
	1 % Na-Laurylsarcosinate
	pH 10
Comet Assay El.-Phorese-Puffer	300 mM NaOH
	1 mM EDTA
	pH> 13, alkalisch
Comet Assay Neutral.-Puffer	0,4 M Tris pH 7,5
Propidiumiodid (50 µg/ml)	2,5 ml PI Stocklösung 1 mg/ml
	ad 47,5 ml A. Bidest

2.4.4 Lösungen für Protein-Extraktion

Proteaseinhibitor-Cocktail	1 Tablette
	ad 200 µl A. bidest
Zell-Lysepuffer	50 mM Tris-HCl pH 7,5
	250 mM NaCl
	1 mM EDTA
	0,1 % Triton X-100
	Proteaseinhibitor-Cocktail
	Verdünnung 1:25
Digitonin-Puffer	0,2 % Digitonin
	10 mM PIPES
	300 mM Saccharose
	100 mM NaCl
	3 mM $MgCl_2$
	5 mM EDTA

	Proteaseinhibitor-Cocktail Verdünnung 1:25
Triton-Extraktionspuffer	0,5 % Triton X-100
	10 mM PIPES
	300 mM Saccharose
	100 mM NaCl
	3 mM $MgCl_2$
	5 mM EDTA
	Proteaseinhibitor-Cocktail Verdünnung 1:25
Tween-20-Extraktionspuffer	1 % Tween-20
	10 mM PIPES
	10 mM NaCl
	1 mM $MgCl_2$
	Proteaseinhibitor-Cocktail Verdünnung 1:25
Bradford-Reagenz Roti-Quant	Roth, Karlsruhe, München

2.4.5 Lösungen für Polyacrylamid-Gel-Elektrophorese

APS	10 % in A. bidest
SDS-Trenngel 12 %	1,6 ml Acrylamid
	2,362 ml H_2O
	938 µl 2 M Tris-HCl (pH 8,8)
	50 µl SDS (10 %)
	50 µl APS (10 %)
	5 µl TEMED

SDS-Sammelgel 4 %	0,76 ml Acrylamid
	4,4 ml H_2O
	0,76 ml 1 M Tris-HCl, pH 6,8
	50 µl SDS (10 %)
	30 µl APS (10 %)
	3 µl TEMED
SDS-Laufpuffer (10x)	0,25 M Tris
	1,92 M Glycin
SDS-Laufpuffer (1x)	100 ml 10x Laufpuffer
	10 ml SDS (10 %)
	890 ml A. bidest

2.4.6 Lösungen für Immunoblotting

Protein-Transferpuffer	50 mM Tris
	384 mM Glycin
	20 % Methanol in A. bidest
PBS (Phosphate-buffered-Saline)	137 mM NaCl
	2,7 mM KCl
	6,5 mM Na_2HPO_4
	1,5 mM KH_2PO_4
	0,7 mM $CaCl_2$
	0,6 mM $MgCl_2$
	pH 7,4
PBS-T	PBS
	0,1 % Tween-20

Blockpuffer	PBS
	5 % Magermilch bzw. 5 % BSA
	0,1 % Tween-20
Ponceau´s-Lösung	0,1 % Ponceau
	5 % CH_2COOH

2.4.7 ECL-Lösungen

Lösung A	200 ml 0,1M Tris-HCL, pH 8,6
	50 mg Luminol
Lösung B	11 mg para-Hydroxycoumarinsäure
	10 ml DMSO
Lösung C	35 % H_2O_2
ECL Gebrauchslösung	2 ml Lösung A,
	200 µl Lösung B
	0,6 µl H_2O_2

Alle Lösungen und Puffer wurden in A.bidest. angesetzt.

2.5 Zytostatika

Cisplatin, Diammindichloroplatin (II),

Summenformel $Cl_2H_6N_2Pt$,	Apotheke, Universitätsmedizin Mainz

2.6 Zellkulturmedien und -Lösungen

RPMI 1640	PAA, Pasching, Österreich
10 % fötales Kälberserum (FCS)	Biowest, Nuaillé, Frankreich

1 % Penicillin (10000 U/ml) /
/Streptomycin (10 mg/ml)   PAA, Pasching, Österreich

Dulbeco´s MEM/Ham´s F-12   PAA, Pasching, Österreich
10 % fötales Kälberserum (FCS)   Biowest, Nuaillé, Frankreich
1 % Penicillin/Streptomycin   PAA, Pasching, Österreich

Trypsin –EDTA   PAA, Pasching, Österreich

2.7 Verwendete Säugetier-Expressionsvektoren

ERCC1 und XPF wurden mit Hilfe des Säugetier-Expressionsvektors pEF6 (XPF-IRES-ERCC1) überexprimiert. ERCC1- und XPF- cDNAs wurden aus dem Plasmid pET30B (+) ERCC41 (Gaillard und Wood, 2001) ausgeschnitten und in den Leervektor pEF6 (Invitrogen) subcloniert (hergestellt durch Dr. Köberle). Der resultierende Vektor pEF6 (XPF-IRES-ERCC1) und der entsprechende Kontroll-Leervektor pEF6 wurden für die Transfektionsstudien verwendet.

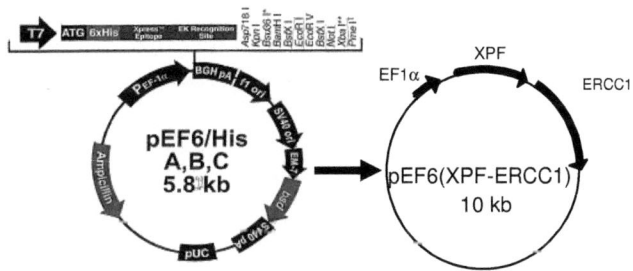

Abb. 2.7 Die Plasmid-Karte des Leervektors pEF6 (Invitrogen) und davon abgeleiteten pEF6 (XPF-IRES-ERCC1)

Das pEF6 (XPF-ERCC1)-Plasmid ist durch die Insertion von XPF-IRES-ERCC1-cDNA in Säugetier-Expressionsvektor pEF6 (Invitrogen) entstanden. Hergestellt von der Frau Dr. Köberle.

2.8 Effectene® Transfektionsreagenz

Effectene®Transfektionsreagenz, Enhancer und Buffer EG-Lösungen (Qiagen, Hilden) werden als "ready-to-use" geliefert und wurden im Kühlschrank bei 2-8 ° C gelagert. Alle Komponenten waren bei 2-8 ° C für 1 Jahr stabil.

2.9 RNA-Interferenz

siGenome siRNA humane ERCC1 NH 001983	Dharmacon RNA, Thermo-Scientific Product, Perbio Science Deutschland, D-006311-02-0020
SureSilencing[TM] shRNA-GFP	Bioscience Corporation
DharmaFECT Transfektions-Reagenz	Thermo-Scientific Product, Perbio Science Deutschland T-2001-02,
AllStars Negative Control siRNA	Qiagen, Hilden 1027281

2.10 DNA-Isolierungs-Kit

Master-Pure ™ Complete DNA Purification Kit   Epicentre ® Biotechnologies, USA

2.11 Antikörper

Antikörper	Spezie	Verdünnungsfaktor	Quelle, Referenz
anti-p-ATR-428	Kaninchen pAb	1:1000	Cell Signaling
anti-p-ATM (Ser1981)	Maus mAb	1:1000	Cell Signaling, Frankfurt
anti-Bax	Kaninchen pAb	1:1000	Santa Cruz Biotech., Heidelberg
anti-Bcl-2	Maus mAb	1:1000	BD Pharmingen, Heidelberg
anti-p-Chk1 (Ser317)	Kaninchen pAb	1:1000	Bethyl Laboratories
anti-p-Chk2 (Thr68)	Kaninchen pAb	1:1000	Epitomics
anti-Erk2	Kaninchen pAb	1:2000	Santa Cruz Biotech.
anti-ERCC1	Kaninchen pAb	1:1500	RWO18, Sijbers et al, 1996
anti-γH2AX-Ser139	Maus mAb	1:1000	Upstate, NY/USA
anti-GpG-IA	Ratte pAb	1:500	Dr. Thomale, Essen Liedert et al, 2006
anti-Noxa	Kaninchen pAb	1:1000	Calbiochem, Darmstadt
anti-PARP1	Maus mAb	1:1000	BD Pharmingen
anti-RPA p34	Maus mAb	1:5000	NeoMarkers
anti-Tim44	Maus mAb	1:1000	BD Pharmingen
anti-XPF (RAI)	Kaninchen pAb	1:2000	Köberle et al, 1999
anti-p53	Maus mAb	1:1000	Cell Signaling Frankfurt
anti-53BP1	Kaninchen pAb	1:1000	Cell Signaling
anti-Kaninchen-IgG HRP konjugiert	Schwein pAb	1:2000	DAKO
anti-Kaninchen Cy-3- konjugiert	Ziege pAb	1:500	Jackson ImmunoResearch Europa
anti-Maus IgG, HRP konjugiert	Kaninchen pAb	1:2000	DAKO
anti-Maus, Alexa Fluo 488 konjugiert	Ziege pAb	1:500	Invitrogen
anti-Ratte-Antikörper, HRP konjugiert	Kaninchen pAb	1:2000	Dr. Thomale, Essen

2.12 Software

CellQuest Pro	BD Pharmingen, Heidelberg
GraphPad Prism	GraphPad Software, La Jolla, USA
GeneSnap	Syngene, Cambridge, UK
GeneTools	Syngene, Cambridge, UK
Komet 4.0.2 Assay Software	Kinetic Imaging Ltd, Liverpool
LSM-Software	ZEN 2008
Metafer-Software	MetaSystems
SPSS, statistische Auswertung	SPSS Inc., USA
WinMDI	http://facs.scripps.edu/software.html

2.13 Zellkulturmethoden

2.13.1 Verwendete Zelllinien

In der vorliegenden Arbeit wurden drei humane testikuläre Keimzelltumor-Zelllinien 833K, Susa und GCT27 und drei humane Blasenkarzinom-Zelllinien MGH-U1, HT1376 und RT112 vergleichend untersucht. Außerdem wurden eine XPA-defiziente humane Fibroblasten Zelllinie XP12RO (homozygot für eine Nonsense-Muation am Codon für Arg207) und eine ERCC1-defiziente CHO-Sublinie 43-3B verwendet.

Material und Methoden

Tabelle 2.13.1 Übersicht der verwendeten Zelllinien

	Zelllinie	Herkunft	Histologie	Eigenschaften	Literatur-Referenzen
Testistumore	833K	Abdominal-Metastase	Nicht-Seminome	Emryonal-Karzinom + Teratom	(Bronson et al., 1980)
	SuSa	Primärtumor	Nicht-Seminome	Emryonal-Karzinom + Teratom	(Hogan et al., 1977)
	GCT27	Primärtumor	Nicht-Seminome	Emryonal-Karzinom	(Pera et al., 1987)
Blasentumore	MGH-U1	Rezidiv	-	Urothelkarzinom	(Bubenik et al., 1973)
	HT1376	Primärtumor	-	Urothelkarzinom	(Rasheed et al., 1977)
	RT112	Primärtumor	-	Urothelkarzinom	(Masters et al., 1986)
	XP12RO	humane Fibroblasten	-	XPA-defiziente Zelllinie	(Welsh et al., 2004; Köberle et al., 2006)
	43-3B	CHO	-	ERCC1-defiziente Zelllinie	(Wood und Burki, 1982)

2.13.2 Zellkultivierung

Die Testis- und Blasentumorzellen sowie die XP12RO Zelllinie wurden in RPMI kultiviert, 43-3B Zellen wurden in Dulbecco´s Medium kultiviert. Die Medien wurden mit 10% Hitze-inaktiviertem fötalem Kälberserum (FCS), L-Glutamin (PAA) und 5% Antibiotikalösung (Penicillin/Streptavidin) ergänzt. Die Inkubation erfolgte im Brutschrank

Material und Methoden

bei 37 °C, 95 % Luftfeuchtigkeit und 5 % CO_2. Für alle Experimente wurden Zellen in einer exponetiellen Wachstumsphase verwendet.

Die Zellen wurden 3 x pro Woche passagiert, um einen normalen Zellstoffwechsel zu gewährleisten. Dabei wurden die Zellen mit 5 ml PBS gewaschen, mit einer 0,25 % Trypsin-EDTA-Lösung trypsinisiert und bei einer Zelldichte 5 x 10^5 pro 10 mm Kulturschale in frisches Medium überführt. Zur Vorbeugung einer möglichen Kontamination wurden regelmäßige Mykoplasmen-Tests durchgeführt.

Alle Zellkultur-Experimente einschließlich Subkultivierung, Behandlungen und Transfektionen wurden unter sterilen Bedingungen in einer Zellbank mit laminarer Strömung durchgeführt. Die Zellen wurden über einen begrenzten Zeitraum von 3 Monaten benutzt, um sicher zu stellen, dass sich der Zellgenotyp nicht durch die Kultivierung verändert.

2.13.3 Einfrieren und Auftauen der Zellen

Zum Einfrieren wurden die Zellen trypsinisiert, geerntet und für 5 Min bei 1000 Upm abzentrifugiert. Das Zellpellet wurde im frisch zubereiteten Einfriermedium (FCS mit 10% DMSO) schnell resuspendiert und in Kryoröhrchen verteilt (je 1 ml pro Kryoröhrchen). Die Kryoröhrchen wurden in einer Styroporbox bei -80°C eingefroren und danach in flüssigem Stickstoff gelagert. Zum Auftauen wurden die Zellen in den Kryoröhrchen bei 37°C in einem Wasserbad für 1-2 Min aufgetaut und anschließend in 10 ml Kulturmedium überführt, um das toxische DMSO schnell zu verdünnen. Die Zellen wurden bei 37 °C im Brutschrank für 6-8 h inkubiert, bis sie sich am Boden der Zellkulturschale angeheftet hatten. Danach wurde das Medium abgesaugt, und die Zellen wurden in frischem Medium inkubiert.

2.13.4 Behandlung mit Cisplatin

Vor der Behandlung wurde das Medium von den Zellkulturschalen abgesaugt und die Zellen wurden 1 x mit PBS gewaschen, um die Mediumreste komplett zu entfernen. Zur Behandlung wurden die Zellen mit Cisplatin für 1 h bei 37 °C im Brutschrank inkubiert, danach einmal mit PBS gewaschen und weiter in frischem Medium inkubiert.

2.13.5 Bestrahlung der Zellen mit ionisierender Strahlung für Comet Assay

Für die Behandlung mit ionisierender Strahlung im Rahmen der Comet Assay-Durchführung wurden die Zellen trypsiniert, geerntet und in 15 ml Röhrchen überführt. Die Röhrchen wurden sofort auf Eis gestellt. Die Zellen wurden mit einer Gesamtdosis von 8 Gy bestrahlt. Im Anschluss wurden die Zellen wieder auf Eis gestellt, um die Reparatur von erzeugten DNA-Strangbrüchen zu vermeiden, und weiter nach Protokoll für den Comet Assay bearbeitet.

2.14 Methoden

2.14.1 Messung der Apoptose mittels Durchflußzytometrie

Die Zellen wurden mit Cisplatin für 1 h behandelt. Zur Quantifizierung der Apoptose durch subG1 Messung wurden dann sowohl die anhaftenden als auch abgelösten Zellen zu verschiedenen Zeiten nach der Behandlung mit Cisplatin geerntet und durch Zentrifugation bei 1500 rpm für 5 Min pelletiert. Der Überstand wurde verworfen, die pelletierten Zellen wurden 2 x mit kaltem PBS gewaschen. Danach wurde das Pellet in 100 µl kaltem PBS sorgfältig resuspendiert. Unter Schütteln wurde langsam 1 ml eiskaltes 70 % Ethanol pro Röhrchen tropfenweise zugegeben. Die Endkonzentration in 70 % Ethanol sollte etwa 1×10^6 Zellen betragen. Durch die Ethanol-Fixierung wurden die Zellen für eine intrazelluläre Färbung permeabilisiert und konnten so über mehrere Tage bei -20 °C aufbewahrt werden. Unmittelbar vor der Analyse wurden die Zellen abzentrifugiert, in kaltem PBS gewaschen, so dass die Ethanolreste vollständig entfernt wurden, und in 333µl PBS-Lösung mit RNase (Endkonzentration 50 µg/ml) resuspendiert. Dazu wurden die Proben in Mikroröhrchen übertragen und für mindestens 1 h bei 37°C mit RNAse inkubiert. Nach der Inkubation konnten die Zellen mit Propidiumiodid gefärbt werden. Dafür wurden die Proben mit 134 µl einer Propidiumiodid-Lösung (Endkonzentration 50 µg/ml, Stammlösung 1mg/ml in 0,1% Natriumcitrat + 0,1% Triton X-100) angefärbt und mindestens 30 Min auf Eis im Dunkeln inkubiert. Die Propidiumiodid-Fluoreszenz wurde mittels Durchflusszytometrie gemessen (FACS Calibur, Becton Dickinson, Heidelberg, Deutschland). Für jede Probe wurden 10.000 Zellen analysiert. Die Ergebnisse wurden als Prozentsatz der sub-diploiden Kerne durch die Software WinMDI, welche die apoptotischen Zellen abbildet, dargestellt. Alle Apoptose-Versuche wurden mindestens 3 x wiederholt.

2.14.2 Nachweis von GpG-Intrastrang Addukten mittels Slot Blot

Die Zellen wurden für 1 h mit Cisplatin behandelt und entweder sofort geerntet oder in frischem Medium für weitere 6 oder 24 h inkubiert. Die DNA-Isolierung erfolgte mithilfe von „Master-Pure ™ Complete DNA und RNA Purification Kit" von Epicentre ® Biotechnologies, USA. Jeweils 4 µg DNA wurden von der Kontroll-DNA (aus unbehandelten Zellen) sowie von den DNA-Proben der einzelnen Zeitpunkten verwendet, jeder Wert wurde doppelt bestimmt. Die DNA wurde für 10 Min bei 95° C denaturiert und sofort auf Eis gestellt. Nach der Zugabe von eiskaltem Ammoniumacetat (Endkonzentration 1 M) wurde die DNA auf eine Nylon-Membran Hybond-N + von Amersham mit einer Slot-Blot-Apparatur (Hybridot Krümmer, Bethesda Research Laboratories) geblottet. Die Membran wurde danach mit 1 M Ammoniumacetat gewaschen, dann für 5 Min in 5 x SSC inkubiert und anschließend nochmal mit Wasser gewaschen. Die Fixierung der DNA auf der Membran erfolgte durch Backen für 2 h bei 80 ° C. Die auf diese Weise getrocknete Membran konnte über Nacht aufbewahrt werden. Am nächsten Tag wurde die Membran für 2 h im Milchblockpuffer geblockt, um die unspezifischen Bindungsstellen abzusättigen. Danach erfolgte die Inkubation mit einem für GpG-Intrastrang-Addukte spezifischen Antikörper (Verdünnung 1/500) bei 4 ° C über Nacht (Liedert et al, 2006). Am nächsten Tag wurde die Membran für 2 h mit einem Peroxidase-konjugierten sekundären Antikörper (1/2000) in Blocking-Puffer inkubiert. Das den GpG-Intrastrang-Addukten entsprechende

Signal wurde durch Chemolumineszenz sichtbar gemacht. Für die Quantifizierung wurde Syngene Software verwendet. Der für die Menge an GpG-Intrastrang-Addukte nach 6 h gemessene Wert wurde auf 100 % gesetzt, und die Menge der nach 24 h verbliebenen Läsionen wurde damit verglichen. Die Werte wurden mittels eines Verdünungsfaktors (spezifische Aktivität von DNA zum Zeitpunkt/spezifische Aktivität von DNA bei 0 h) auf eine mögliche Verdünnung aufgrund stattfindender DNA-Synthese korrigiert. Die Verdünnungsfaktoren wurden von Frau Dr. Köberle zur Verfügung gestellt.

2.14.3 Messung der Cisplatin-induzierten Interstrang-Crosslinks mittels Comet Assay und die statistische Analyse der Daten

Der Nachweis von Interstrang-Crosslinks wurde mit Hilfe einer modifizierten Einzelzell-Gelelektrophorese (Comet Assay) durchgeführt (De Silva et al., 2002). Exponentiell wachsende Zellen wurden für 1 h mit Cisplatin behandelt, nach 7 h und 24 h geerntet und auf eine Dichte von $2,5 \times 10^4$ Zellen/ml mit eiskaltem PBS verdünnt. Alle Cisplatin-behandelten und Kontroll-Proben wurden einer 8 Gy Röntgenbestrahlung unterzogen, um zufällige Strangbrüche zu induzieren. Die Zellen wurden lysiert, danach wurde die Elektrophorese durchgeführt. Bei den bestrahlten Kontrollen wandert die DNA im elektrischen Feld aus dem Kern und bildet einen charakteristischen Cometen-Schweif. Die Anwesenheit von ICL verzögert das Austreten der bestrahlten DNA während der Elektrophorese, was einen reduzierten Cometen-Schweif im Vergleich zu Kontroll-Zellen bewirkt (siehe unten).

Um die Reparatur der DNA-Brüche nach der Bestrahlung zu verhindern, wurden die Zellen auf Eis gehalten. Unmittelbar nach der Bestrahlung wurden die Zellen in 0,5 % Agarose mit niedrigem Schmelzpunkt (LMP-Agarose) auf Objektträgern, die vorher mit 0,5 % LMP-Agarose beschichtet wurden, eingebettet. Nachdem die Agarose verfestigt war, wurden die Objektträger in kalten Lysepuffer eingetaucht und für 1 h bei 4 ° C inkubiert, gefolgt von einer Inkubation für 30 Min in alkalischem Elektrophorese-Puffer zur Denaturierung der DNA.

Die Elektrophorese wurde für 15 Min bei 25 V im Dunkeln durchgeführt. Nach der Elektrophorese wurden die Objektträger 3 x für 5 Min in Neutralisations-Puffer inkubiert, anschließend mit H_2O gewaschen und mit absolutem Ethanol für 5 Min fixiert. Die Objektträger wurden über Nacht getrocknet und unmittelbar vor der Auswertung mit Propidiumiodid angefärbt (50 µg/ml). Die Cometen wurden mit einem Nikon MIKROPHOT FXA Fluoreszenzmikroskop mikroskopiert und aufgenommen.

Pro Objektträger wurden zwischen 150 und 200 Zellen mit Comet 4.0.2 Assay Software (Kinetic Imaging Ltd, Liverpool) analysiert. Der Wert des Comet-Moments wurde verwendet, um das Ausmaß des Austretens von der DNA aus dem Zellkern während der Elektrophorese zu beschreiben. Das Comet-Moment ist ein Produkt des Prozentsatzes der DNA im Cometenschweif und des Abstandes zwischen Kopf und Schweif. Die Anwesenheit von ICL verhindert dosisabhängig das Austreten der bestrahlten DNA während der Elektrophorese. Die Höhe der ICL wurde daher durch den Vergleich des Comet-Momentes der bestrahlten Cisplatin-behandelten Proben mit bestrahlten und unbestrahlten Proben der unbehandelten Kontrollen bestimmt. Die Menge der ICL ist proportional zur Abnahme des Comet-Momentes (DTM) in den bestrahlten Cisplatin-behandelten Proben im Vergleich zu den bestrahlten unbehandelten Kontrollen.

Material und Methoden

Die % DTM wurde anhand der folgenden Formel berechnet (De Silva et al., 2002):

$$\% \text{ DTM} = [1 - (TM_{D\,IR} - TM_{C\,U})/(TM_{C\,IR} - T_{C\,U})] \times 100,$$

wobei $TM_{D\,IR}$ der Mittelwert des Comet-Moments der Cisplatin-behandelten bestrahlten Proben, $TM_{C\,IR}$ der Mittelwert des Comet-Moments der bestrahlten Kontrollproben und $TM_{C\,U}$ der Mittelwert des Comet-Moments der unbestrahlten Kontrollproben darstellt.

Statistische Auswertung wurde unter Verwendung des % DTM von 150-200 Zellen mittels der Software SPSS (SPSS Inc., USA) durchgeführt. Kruskal-Wallis-Varianzanalyse nach Rängen wurde verwendet, um zu vergleichen, ob die Kapazität der ICL-Reparatur sich innerhalb der Gruppe von vier Zelllinien unterscheidet. Um zwei unabhängigen Gruppen von Daten zu vergleichen, wurde Mann-Whitney-U-Test verwendet.

2.14.4 Messung der DNA-Doppelstrangbrüche mittels γH2AX-Immunfluoreszenz

Die Zellen wurden auf Deckgläschen bei einer Zelldichte von 3×10^5 pro 60 mm-Zellkulturschale ausgesät und für 24 h bei 37°C inkubiert. Am folgenden Tag wurden die Zellen für 1 h mit 6 µg/ml Cisplatin behandelt und anschließend in frischem Medium für 24, 48 und 72 h inkubiert. An den entsprechenden Zeitpunkten wurden die Zellen mit PBS gewaschen und anschließend mit 1 ml Formaldehyd (4 %) für 20 Min bei RT fixiert. Nach dem Fixieren wurden die Zellen 3 x mit PBS sorgfältig gewaschen, um die Reste von Formaldehyd zu entfernen. Anschließend wurden jeweils 3 ml eiskaltes Methanol in die Zellkulturschalen gegeben und die Zellen bei -20 °C bis zu 72 h aufbewahrt. Nachdem alle Proben auf diese

Material und Methoden

Weise fixiert wurden, wurde das Methanol entfernt, die Zellen wurden mit PBS gewaschen, und die Deckgläßchen wurden in kleinere Schälchen überführt. Die fixierten Zellen wurden für 1 h mit 5 % BSA in PBS/0,3 % Triton-X100 bei RT geblockt und dann mit 40 µl einer PBS-Lösung von Anti-Phospho H2AX-Ser139 Antikörper (Millipore) mit 1:1000 Verdünnung über Nacht bei 4 °C inkubiert. Am nächsten Tag wurden die Proben 3 x in PBS gewaschen und mit 40 µl einer PBS-Lösung von sekundärem Alexa-Fluor-488 konjugierten Ziege-anti-Maus-Antikörper (Invitrogen) mit 1:500 Verdünnung für 2 h bei RT im Dunkeln inkubiert. Auch die darauf folgende Schritte wurden im Dunkeln durchgeführt. Nach dem Waschen mit PBS (3 x 5 Min) folgte die Färbung mit 500 µl DAPI-Lösung (100 ng/ml) für 30 Min. Danach wurden die Deckgläßchen aus der DAPI-Lösung entnommen, vorsichtig umgedreht und unter Zugabe von je 10 µl von Eindeckmedium (Glycerin: PBS 1:1, 2,5 % DABCO, pH 8,6 mit HCl) auf Objektträger befestigt. Damit die Zellen auf dem Objektträger nicht austrocknen, wurde der Rand des Deckgläschens mit Nagellack abgedichtet und für mehrere Stunden getrocknet. Fluoreszenz-Bilder wurden mit einem Zeiss-Mikroskop (ImageM1 AX10) aufgenommen und mit Metafer Software (MetaSystems) analysiert.

2.14.5 Ko-Lokalisations-Studien mit P53BP1/γH2AX

Für die Ko-Lokalisations Studie wurden Zellen wie oben beschrieben ausgesät, behandelt, fixiert und geblockt. Danach wurden sie mit 40 µl einer PBS-Lösung, die die beiden primären Maus anti-γH2AX-Antikörper und Kaninchen-anti-53BP1 enthielte, inkubiert. Die nach dem 3 x Waschen verwendeten Sekundärantikörper waren Alexa Fluor 488 Anti-Maus und Cy3-Anti-Kaninchen. Die Zellkerne wurden mit 500 µl 1 µM To-Pro-3 für 15 Min gegengefärbt. Die Deckgläschen wurden auf den Objektträgern unter Zugabe von je 10 µl Eindeckmedium befestigt. Die Aufnahme der Foci, die für γH2AX und 53BP1 positiv waren, wurde mit LSM 710 (Carl Zeiss, Jena, Deutschland) durchgeführt und die Ko-Lokalisation der Foci durch die LSM-Software ZEN 2008 analysiert.

2.14.6 Proteinextraktion und Konzentrationsmessung der Proteine

Aus unbehandelten sowie Cisplatin-behandelten Zellen wurden Gesamtzellextrakte hergestellt. Ca. 5×10^6 Zellen wurden in 50-200 µl Lysis-Puffer (abhängig von der Zellzahl) für 30 Min auf Eis inkubiert. Nach der Inkubation wurden die Lysate bei 13000 g für 20 Min bei 4 °C zentrifugiert, Überstand wurde entnommen und bei -20 °C gelagert. Die Proteinkonzentration wurde nach der Bradford-Methode mittels „Coomassie Plus"- Protein-Assay-Reagenz (Pierce, Rockford, IL) bestimmt. Für jede Proteinkonzentrations-Messung wurde eine Standardgerade mit bekannten Konzentrationen von BSA erstellt. Die Proben der Standardgeraden wurden auf insgesamt 6 Messungen verdünnt, um einen linearen Verlauf der Absorption bei 590 nm zu erreichen. Eine Charge von Albumin Standard (Pierce) wurde in kleinen Portionen eingefroren, und nur diese Charge wurde während der gesamten Serie von Experimenten verwendet.

2.14.7 Immunoblotting

Die Proteine wurden nach ihrem Molekulargewicht mittels Polyacrylamid-Gelelektrophorese (PAGE) aufgetrennt (Laemmli, 1970). Die Auftrennung erfolgte in einem 12 % Polyacrylamid-Trenngel mit einer Dicke von 1,5 mm, das zwischen zwei Glasplatten (Bio-Rad) gegossen wurde. Nach der Polymerisation des Trenngeles für ca. 1-2 h wurde es mit einem 4 % Sammelgel überschichtet. Die Gele wurden entweder am selben Tag benutzt oder über Nacht bei 4 °C aufbewahrt.

Für die Proteinauftrennung wurden 40 bis 80 µg des Proteinextraktes mit Proteinladepuffer vermischt, für 5 Min bei 95 °C denaturiert und in die Geltaschen geladen. Die gelelektrophoretische Auftrennung erfolgte in einer Bio-Rad Mini-Kammer, die mit frisch zubereitetem SDS-Laufpuffer gefüllt wurde. Die Elektrophorese durch das Sammelgel erfolgte für 5 Min bei einer konstanten Spannung von 75 V, danach wurde die Auftrennung im Trenngel bei 160 V durchgeführt. Insgesamt dauerte die Elektrophorese ca. 60-75 Min. Anschließend wurde das Gel aus der Gelkammer vorsichtig entnommen. Das Gel wurde auf eine Nitrozellulosemembran gelegt und mit einem puffergetränkten Schwamm auf der Ober- und Unterseite in einem Gelhalter fixiert. Danach wurde der Gelhalter in eine mit Transfer-Puffer gefüllte Bio-Rad Mini-Transferkammer überführt. Die Übertragung von Proteinen auf die Nitrozellulosemembran erfolgte über Nacht bei einer konstanten Spannung von 30 V.

Die Dauer der Übertragung, die Temperatur des Transfer-Puffers und die Stromstärke wurden bei allen Versuchen gleich gehalten, um die Streuung der Messabweichungen bei diesem Schritt zu minimieren. Ein Minimum von 3 unabhängig gewonnenen Proteinextrakten wurde pro Experiment verwendet. Als Ladekontrolle wurde bei den meisten unserer Experimente das RPA2-Protein verwendet. RPA2 ist ein Haushaltsprotein und ist als Ladekontrolle gut geeignet, da die bisherigen Daten relativ wenig Variation in RPA2 für verschiedene Krebszelllinien zeigten (Welsh et al., 2004).

Nachdem die Protein-Übertragung abgeschlossen war, wurde die Membran aus der Transferkammer entnommen, dreimal in 0,1 % PBS-

Material und Methoden

Tween-20-Lösung (PBS-T) gewaschen und anschließend für 1 Stunde in Blocking-Lösung geblockt. Danach wurde die Membran über Nacht mit dem primären Antikörper inkubiert. Am nächsten Tag wurde die Membran dreimal gewaschen und für 2 h beim Raumtemperatur mit einem sekundären Peroxidase (HRP) -gekoppelten Anti-Maus- oder Anti-Kaninchen-IgG- Antikörper mit 1/2000-Verdünnung inkubiert. Danach folgten 3 Waschschritte mit 0,1 % PBS-T-Lösung.

Die nachzuweisenden Proteine wurden unter Verwendung eines enzymatischen Chemolumineszenz-Nachweis-Systems (ECL) sichtbar gemacht. Dazu wurde die Memban für 2 Min mit einem frisch zubereiteten Mix aus 2 ml Lösung A, 200 µl Lösung B und 0,6 µl H_2O_2 inkubiert. Die Chemolumineszenz wurde auf einem ECL-Film in der Dunkelkammer detektiert. Nach dem Waschen mit 0,1 % PBS-T wurde die Membran getrocknet und war entweder für die Inkubation mit einem weiteren Antikörper bereit oder konnte für längere Zeiten aufbewahrt werden.

2.14.8 Zellfraktionierung

Für diese Experimente wurden Zellen in einer exponentiellen Wachstumsphase mit 60 -80 % Konfluenz verwendet. Die Zellen wurden 2 x mit kaltem PBS gewaschen. Danach wurden die Zellen durch die Zugabe von ca. 500 µl eiskaltem Digitonin-Puffer resuspendiert und bei 4 °C unter leichtem Schütteln für ca. 10-25 Min inkubiert, bis alle Zellen permeabilisiert waren. Nach der Inkubation wurde das unlösliche Material für 10 Min bei 480 x g pelletiert. Der Überstand, der der cytosolischen Fraktion entsprach, wurde eingefroren und bei -80 °C aufbewahrt. Das unlösliche Zellpellet wurde weiter extrahiert, indem die Zellen in ca. 500 µl von eiskaltem Triton-Extraktionspuffer resuspendiert wurden. Die Extraktionsmischung wurde bei 4°C unter leichtem Schütteln ca. 10-25 Min inkubiert. Nach diesem Schritt kann das unlösliche Material für 10 Min bei 5000 x g pelletiert werden. Der Überstand, in dem sich die Mitochondrien-Fraktion befand, wurde eingefroren und bei -80 °C aufbewahrt. Das Pellet wurde weiter extrahiert. Das Triton-unlösliche Pellet wurde in ca. 500 µl von eiskaltem Puffer ohne Saccharose resuspendiert. Die Extraktions-Mischung wurde bei 4°C unter leichtem Schütteln ca. 10-25 Min inkubiert. Das unlösliche Material kann bei 6780 x g pelettiert werden. Die sich im Überstand befindende Kernfraktion wurde eingefroren und bei -80 °C aufbewahrt.

2.14.9 Transfektion mit einem Säugetier-Expressionsvektor

2.14.9.1 Prinzip der Transfektion

Das Einbringen von fremder DNA in eukaryotischen Zellen ist zu einem leistungsfähigen Werkzeug für die Untersuchung und Kontrolle der Genexpression bei vielen molekularbiologischen Fragestellungen geworden. Es kann dabei zwischen zwei grundsätzlich verschiedenen Techniken der Transfektion interschieden werden: transiente Transfektion und stabile Transfektion. Während der transienten Transfektion wird die DNA in den Zellkern eingeführt, aber nicht in das Chromosom integriert. Dies bedeutet, dass viele Kopien des Gens vorhanden sind, was zu einer hohen Überexpression des Proteins führt. Die Transkription des transfizierten Gens kann 24-96 Stunden nach der Transfektion analysiert werden. Die transiente Transfektion ist am effizientesten, wenn supercoiled Plasmid-DNA verwendet wird.

Material und Methoden

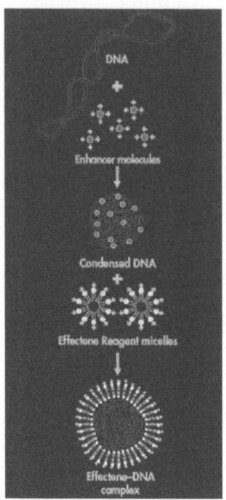

Abb. 2.14.9.1 Modell des Effectene-Prinzips

Im ersten Schritt kondensiert die DNA durch Wechselwirkung mit dem Enhancer. Danach wird das Effectene-Reagenz zur kondensierten DNA beigemischt, um kondensierten Effectene-DNA-Komplex zu bilden. Dabei bilden sich spontan Mizellen, die keine Größen-Variation zeigen (Quelle: Qiagen Handbuch).

Von der Vielfalt der verschiedenen in der Literatur beschriebenen Methoden der Transfektion werden am häufigsten die DEAE-Dextran-Methode, die Calcium-Phosphat-Methode, die Elektroporation, die Liposomen-vermittelte und Aktiv-Dendrimer-vermittelte Transfektion verwendet. Jede einzelne dieser Methoden hat ihre charakteristischen Vor-und Nachteile, und die Wahl der Transfektion-Methode beeinflusst Transfektions-Ergebnisse stark. Die in der vorliegenden Arbeit verwendete Effectene-Transfektionsmethode nutzt eine völlig neue Klasse von Lipid-basierten Transfektionsreagenzien und wurde so konzipiert, dass eine sehr hohe Transfektionseffizienz und Reproduzierbarkeit bei gleichzeitiger Minimierung der zytotoxischen Effekte gewährleistet wird. Effectene Transfektionsreagenz (Qiagen) ist eine innovative nicht-liposomale Lipid-Formulierung, die in Verbindung

Material und Methoden

mit einem speziellen DNA-Kondensations-Enhancer verwendet wird, um eine hohe Transfektionseffizienz zu erreichen. Erst werden die DNA-Moleküle mit Enhancer kondensiert und anschließend mit kationischen Lipiden des Effectene-Reagenz beschichtet (s. Abbildung 2.14.9.1 Modell des Effectene-Prinzips).

Für die transiente Transfektionen wurden verwendet:

4 x 1 ml Effectene ® Transfektionsreagenz (1 mg / ml),
4 x 0,8 ml Enhancer (1 mg / ml),
8 x 15 ml Puffer EG

2.14.9.2 Ablauf der Transfektion

Alle Volumina in diesem Protokoll sind für eine 100 mm Zellkulturschale mit dem End-Transfektionsvolumen von 10 ml angegeben. Die Zellen wurden einen Tag vor der Transfektion bei einer Dichte von 5×10^6 Zellen pro 100 mm Zellkulturschale ausgesät und bei 37 ° C und 5% CO_2 für 24 h inkubiert, so dass sie am Tag der Transfektion als exponentiell wachsende, zu 40-80 % konfluente Zellen zu Verfügung standen. Die empfohlene DNA-Menge für die Transfektion mit Effectene-Reagenz in 100 mm-Schalen beträgt 2-4 µg Plasmid-DNA. Die optimale Menge von Plasmid-DNA für die Transfektion wurde durch eine Reihe von Experimenten ermittelt. Es wurde festgestellt, dass 2 µg Plasmid-DNA pro 100 mm Schale bzw 1 µg der DNA pro 60 mm Schale für die Überexpression von ERCC1-XPF-Plasmid ausreichend sind. Am Tag der Transfektion wurden pro Schale 2 µg DNA des pEF6-(XPF-IRES-ERCC1)-Vektors bzw. 2 µg des pEF6-Leervektors, die in TE-Puffer (pH 7-8) verdünnt waren und eine DNA-Konzentration von mindestens 0,1 µg/µl aufwiesen, mit EG-Puffer zu einem Gesamtvolumen von 300 µl gemischt. Danach wurden 16 µl Enhancer dazugegeben und die Gesamtlösung durch Vortexen für 1 s gemischt. Das Verhältnis von DNA zu Enhancer (1:8) wurde immer konstant gehalten und sollte nicht verändert werden, damit eine effiziente Kondensation von DNA mit Enhancer gesichert ist.

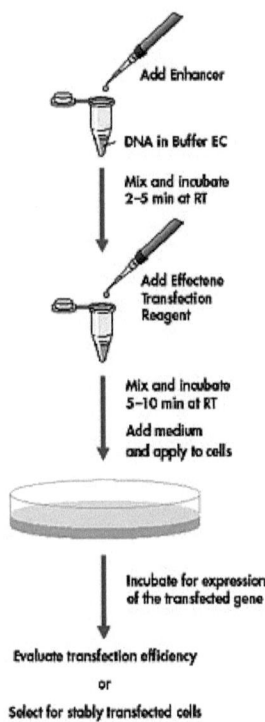

Abb. 2.14.9.2 Ablauf der Plasmid-Transfektion

DNA wird zunächst mit Enhancer und dem Puffer gemischt, der optimale Salz-Bedingungen für eine effiziente DNA-Kondensation bietet. Dieser Schritt erfordert 2-5 Minuten. Effectene Reagenz wird dann zu der DNA-Lösung beigemischt und die gesamte Transfektions-Lösung wird für die weiteren 5-10 Min inkubiert, um die Formation des Effectene-DNA-Komplexes zu ermöglichen. Anschließend wird die Transfektions-Lösung mit dem Serum- und Antibiotika-enthaltendem Nährmedium gemischt und direkt zu den Zellen dazugegeben. Die Zellen werden dann für 24-48 h inkubiert, geerntet und für die Genexpression analysiert (Quelle: „Effectene Transfektions-Reagenz Handbuch" von Qiagen).

Material und Methoden

Die Lösung wurde bei Raumtemperatur (15-25 °C) für 2-5 Min inkubiert und dann kurz abzentrifugiert, um die Tropfen von der Spitze des Eppendorf-Gefäßes zu entfernen. 40 µl von Effectene-Transfektionsreagenz wurden zur DNA-Enhancer Mischung dazugegeben, die Lösung wurde durch 5-faches Auf-und Abpipettieren gemischt. Die Proben wurden für 5-10 Min bei Raumtemperatur inkubiert, um die Bildung des Transfektions- Komplexes zu ermöglichen. Während der Komplexbildung wurde das Medium von den Platten abgesaugt, und die Zellen wurden mit 5 ml PBS gewaschen. 7 ml frisches Medium wurde pro Zellkulturschale piettiert. 3 ml Medium wurde vorsichtig zu dem Röhrchen mit Transfektions-Komplex durch 2-faches Auf-und Abpipettieren beigemischt, und die Gesamtlösung wurde sofort tropfenweise auf die Zellen in der Schale verteilt. Die Schale wurde vorsichtig geschwenkt, um eine gleichmäßige Verteilung des Transfektionskomplexes sicher zu stellen.

Die Zellen wurden weiter mit dem Transfektionskomplex für 24 h im Brutschrank inkubiert. Obwohl die Entfernung des Transfektionskomplexes in vielen Fällen nicht notwendig ist, wurde der Transfektionskomplex nach 24 h entfernt, da am nächsten Tag eine leichte Zytotoxizität beobachtet wurde. Die Zellen wurden einmal mit PBS gewaschen und für 1 h mit Cisplatin behandelt. Anschließend wurden Zellen nochmal mit PBS gewaschen und 10 ml von frischem Wachstumsmedium wurde auf die Zellen pipettiert. Die Zellen wurden zu den verschiedenen Zeitpunkten von 24-96 h nach der transienten Transfektion geerntet, und Zellextrakte wurden zubereitet, um den optimalen Zeitpunkt der Gen-Überexpression mittels Immunoblotting zu bestimmen. Die verwendeten Pipettierschemata für eine optimale Transfektion der Testistumorzellen 833K mit den oben genannten

Vektoren in 100 mm-Zellkulturschalen ist in der Tabelle 2.14.9.2 zusammengestellt.

2.14.9.2 Übersicht der Transfektions-Volumina bei Effectene Plasmid-Transfektion

Zellkultur-Schale-Format, mm	Plasmid-DNA, (µg)	Enhancer, (µl)	Endvolumen der Plasmid-DNA im EC-Puffer, (µl)	Voumen der Effectene-Reagenz, (µl)	Mediumvolumen, Zugabe zu den Zellen, (µl)	Mediumvolumen, Zugabe zu der Transfektions-Lösung, (µl)
100	2	16	300	40	7000	3000

2.14.10 RNA-Interferenz

RNA-Interferenz (RNAi) ist ein System innerhalb von lebenden Zellen, das an der Kontrolle der Genaktivität teilnimmt. Zwei Arten von kleinen RNA-Molekülen - microRNA (miRNA) und small interfering RNA (siRNA) sind für RNA-Interferenz von zentraler Bedeutung. RNAs sind direkte Genprodukte, und die kleinen RNAs können an mRNA binden und somit deren Aktivität beeinflussen. RNA-Interferenz spielt eine wichtige Rolle beim Schutz der Zellen vor fremden Genen, wie von Viren und Transposons, aber auch in der Entwicklung eines Organismus sowie der allgemeinen Kontrolle der Genexpression.

Material und Methoden

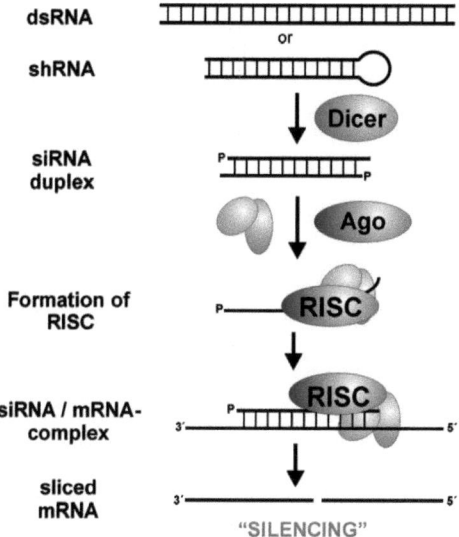

Abb. 2.14.10 RNA-Interferenz
Doppelsträngige RNA bindet an das Dicer-Protein. Dieses zerlegt die RNA in kleinere Fragmente. Ein Strang der kurzen RNA-Fragmente wird abgebaut. Der andere siRNA-Strang kann an die komplementäre Sequenz eines mRNA-Moleküls binden und so die Spaltung der mRNA durch Argonaut, eine katalytische Komponente des RISC-Komplex, induzieren. Das führt zu einem effizienten posttranskriptionalen Gen-Silencing (Quelle: www.RNAi.gene-quantification.info).

Die RNAi wird durch das Enzym Dicer eingeleitet, welches lange doppelsträngige RNA (dsRNA) Moleküle in kurze Bruchstücke von ~ 20 Nukleotiden spaltet, die siRNAs genannt werden. Jede siRNA wird in zwei Einzel-strängige RNAs getrennt, nämlich „Passenger" -Strang und den Führer- Strang. Der „Passenger" -Strang wird abgebaut, und der Führer-Strang wird in einen „RNA-induced silencing complex" (RISC) eingebaut. Der Führer- Strang kann an die komplementäre Sequenz eines mRNA-Moleküls binden und so die Spaltung der mRNA durch Argonaut, eine katalytische Komponente des RISC-Komplexes, induzieren (Abb. 2.14.10). Aufgrund der hohen Spezifität der siRNA kommt es zum effizienten posttranskriptionalen Gen-Silencing trotz der niedrigen molaren Konzentrationen von siRNA. Die selektive Wirkung von RNAi auf die Genexpression macht diese zu einem wertvollen Werkzeug der Forschung, da das Einbringen von einer synthetischen siRNA in die Zellen die Expression von bestimmter Gene unterdrücken kann.

2.14.10.1 Transfektion von Blasentumorzellen mit siRNA-ERCC1

Transiente Herunterregulierung von ERCC1 wurde durch eine transiente Transfektion von 10 nM ERCC1 siRNA erreicht.

Bei jedem Experiment wurden folgende Proben angefertigt:

1) Unbehandelte Zellen
2) Positive siRNA (Targeting ERCC1)
3) Kontroll siRNA

Die folgenden Schritte wurden für sowohl siRNA-ERCC1 als auch eine negativ-Kontrolle siRNA verwendet. Am Tag vor der Transfektion wurden aus einer exponentiell wachsenden Kultur 2×10^5 pro 60 mm Zellkulturschale in Medium ohne Antibiotika ausgesät. Auch bei allen weiteren Schritten ist die Vermeidung von Antibiotika notwendig. Der Grund ist, dass die Zellen während der Transfektion sehr empfindlich sind. Das Vorhandensein von Antibiotika kann einen erhöhen Zelltod aufgrund verstärkter Antibiotika-Aufnahme zusammen mit dem Transfektionsreagenz/siRNA-Komplex in die Zelle hervrorufen. Die Zellen wurden für 24 h im Brutschrank bei 37 ° C mit 5% CO_2 inkubiert.

Alle Volumina in diesem Protokoll sind für 4 x 60 mm Zellkulturschalen mit dem End-Transfektionsvolumen von 12 ml (3 ml/Schale x 4 Schalen)

Material und Methoden

angegeben. Zuerst wurde eine 20µM siRNA-Stammlösung in 1X siRNA-Puffer zubereitet. Für alle siRNA-Transfektionsschritte wurden RNase-freie Lösungen verwendet.

In getrennten Röhrchen wurden siRNA (Röhrchen 1) und das entsprechende DharmaFECT Transfektionsreagenz (Röhrchen 2) nach folgendem Schema mit antibiotika- und serumfreiem Medium verdünnt:

Röhrchen 1:

6 µl siRNA (20 µM) wurden in 54 µl serumfreies Medium pipettiert. Danach wurden weitere 60 µl serumfreies Mediums zu der frisch hergestellten 2 µM siRNA-Lösung pipettiert.

Röhrchen 2:

6µl DharmaFECT wurden zu 114 µl serumfreies Medium pipettiert. Der optimale Verdünnungsfaktor von DharmaFECT Transfektionsreagenz in serumfreiem Medium kann je nach Zelllinie und Zelldichte zwischen 1:20 und 1:50 variieren und wurde in einer Reihe von Optimierungs-Experimenten für unsere Bedingungen als 1:20 bestimmt.

Der Inhalt jedes Röhrchen wurde vorsichtig gemischt und für 5 Minuten bei Raumtemperatur inkubiert. Danach wurde der Inhalt des Röhrchens 1 zu dem Inhalt des Röhrchens 2 zu einem Gesamtvolumen von 240 µl zugefügt, durch vorsichtiges Auf- und Ab- Pipettieren gemischt und für 20 Min bei Raumtemperatur inkubiert. Danach wurden 11,76 ml von Medium ohne Antibiotika zu den 240 µl der Transfektionslösung zu einem Gesamtvolumen von 12 ml zugefügt, um eine endgültige siRNA-Konzentration von 10 nM zu erreichen.

Eine effektive Protein-Herunterregulierung kann schon mit sehr niedrigen Konzentrationen von siRNA im nanomolaren Bereich erreicht

Material und Methoden

werden. Eine endgültige siRNA-Konzentration wurde durch eine Reihe von Optimierungs-Experimenten bestimmt, wobei verschiedene Konzentrationen zwischen 10-100 nM geprüft wurden. Es wurde gezeigt, dass 10 nM siRNA genügte, um das ERCC1-Protein deutlich herunter zu regulieren. Das Kulturmedium wurde von den Zellkulturschalen abgesaugt, und je 3 ml der Transfektions-Lösung wurden pro Schale pipettiert. Die Zellen wurden bei 37 °C in 5 % CO_2 für 24-72 h inkubiert. Da keine signifikante Zytotoxizität während der Inkubation mit DharmaFECT Transfektionsreagenz beobachtet wurde, war es nicht nötig, das Transfektionsmedium zu wechseln.

In der Tabelle 2.14.10.1 sind die verwendeten Konzentrationen für die Transfektion mit DharmaFECT zusammengestellt.

2.14.10.1 Übersicht der Transfektions-Volumina bei DharmaFECT-Transfektion

Zellkultur-schale, mm	Röchrchen 1		Röchrchen 2		End-volumen pro Zellkultur-schale, (µl)
	2 µM siRNA-Volumen, (µl)	Serum-freies Medium, (µl)	Transfektions-Reagenz (µl)	serumfreies Medium, (µl)	
60	60	60	6	114	3000

3. Ergebnisse

3.1 Untersuchung der Apoptose nach Behandlung mit Cisplatin

3.1.1 Zeit- und dosisabhängige Induktion der Apoptose

In früheren Untersuchungen wurde gefunden, dass Testistumorzellen sensitiv gegenüber Cisplatin sind (Köberle et al., 1997). So konnte mit Hilfe des Kolonie-Bildungstests gezeigt werden, dass mit ansteigenden Konzentrationen von Cisplatin die Testistumorzellen zunehmend nicht in der Lage sind, Kolonien zu bilden. Es war jedoch nicht bekannt, welche Art des Zelltodes sie eingehen. Da der programmierter Zelltod, die Apoptose, eine wichtige Rolle bei der Tumortherapie spielt, wurde der Frage nachgegangen, ob Cisplatinbehandlung Apoptose in Tumorzelllinien induziert.

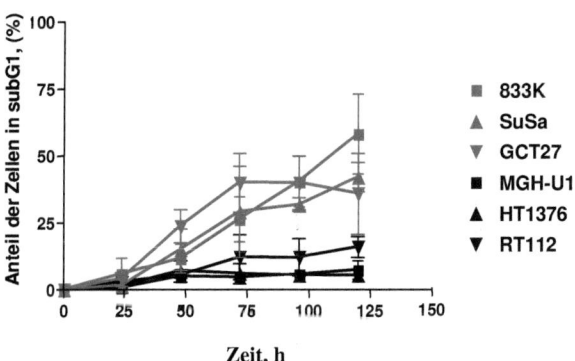

Abb. 3.1.1.1 Zeitabhängige Apoptose in Testis (in rot)- und Blasentumorzellen (in schwarz)

Drei Testistumorzelllinien (833K, SuSa, GCT27) und drei Blasentumorzelllinien (MGH-U1, HT1376, RT112) wurden mit 6 µg/ml Cisplatin für 1 h inkubiert, und die Anzahl der apoptotischen Zellen wurde zu verschiedenen Zeitpunkten (24-120 h) nach Behandlung mittels Durchflusszytometrie bestimmt. Die Apoptoserate ist als Anteil der Zellen in der SubG1-Fraktion dargestellt.

Ergebnisse

Dazu wurden drei Testistumorzelllinien 833K, SuSa, GCT27 und drei Blasentumorzelllinien MGH-U1, HT1376, RT112 mit Cisplatin behandelt und die Apoptoserate zeit- und dosisabhängig bestimmt.

Eine einfache und gut reproduzierbare Methode der Apoptosemessung ist die Messung des Anteils der Zellen in der subG1-Fraktion mittels Durchflusszytometrie. Da es nach dem Eintreten der Apoptose zur kontrollierten Fragmentierung der DNA durch DNAsen kommt, wird diese DNA-Fraktion als sogenannte subG1-Fraktion dargestellt und dient als Maß des apoptotischen Fortschreitens in der Zelle. Zuerst wurde die Apoptoseinduktion in Abhängigkeit von der Zeit untersucht. Die Zelllinien wurden mit 6 µg/ml Cisplatin behandelt, und die Apoptoserate wurde zu verschiedenen Zeitpunkten 24 h-120 h nach Cisplatin-Behandlung gemessen (Abb. 3.1.1.1) Es zeigte sich, dass die Testistumorzellen schon nach etwa 48 h in die Apoptose gehen, während die Blasentumorzellen auch zu späteren Zeitpunkten keinen oder einen sehr niedrigen Anteil an apoptotischen Zellen aufweisen.

Des Weiteren wurde die dosisabhängige Induktion der Apoptose untersucht. Dafür wurde die subG1-Fraktion bei verschiedenen Konzentrationen von Cisplatin (1-6 µg/ml) nach 120 Stunden gemessen. (Abb. 3.1.1.2). Wie in der Abbildung zu sehen, zeigte sich bei Testistumorzellen eine dosisabhängige Induktion der Apoptose. Dagegen war eine Apoptose-Induktion bei Blasentumorzellen erst nach 6 µg/ml Cisplatin nachweisbar. Da die Konzentration von 6µg/ml die niedrigste Dosis darstellt, die für die Auslösung der messbaren Apoptosis bei den Blasentumorzellen notwendig ist, wurde sie bei allen nachfolgenden Experimenten, mit Ausnahme des Comet-Assays, angewandt.

Ergebnisse

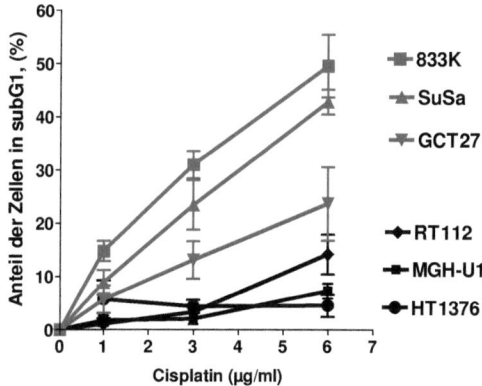

Abb. 3.1.1.2 Dosis-Abhängigkeit der Apoptose in Testis (in rot)- und Blasentumorzellen (in schwarz)
Drei Testistumorzelllinien (833K, SuSa, GCT27) und drei Blasentumorzelllinien (MGH-U1, HT1376, RT112) wurden mit verschiedenen Konzetrationen (1-6 µg/ml) von Cisplatin für 1 h inkubiert, und die Anzahl der apoptotischen Zellen wurde 120 h nach Behandlung mittels Durchflusszytometrie bestimmt. Die Apoptoserate ist als Anteil der Zellen in der SubG1-Fraktion dargestellt.

3.1.2 PARP-1 als Marker der Apoptose

Die Einleitung der Apoptose ist durch viele Veränderungen im Kern gekennzeichnet. Eine davon ist die Spaltung von PARP-1 (Poly-Adenosin-Ribose-Polymerase-1). PARP-1 ist ein DNA-Reparaturprotein, das sich an geschädigte DNA anlagert und besonders während der Basenexzisionsreparatur eine Rolle spielt. Die Spaltung von PARP-1 als Marker der Apoptose wurde mittels Immunoblotting bei den Tumorzelllinien vergleichend untersucht. Dafür wurden die Zellen mit 6 µg/ml Cisplatin behandelt und Proteinextrakte wurden 24, 48 sowie 72 h nach Behandlung hergestellt. Es zeigte sich, dass bei den Testistumorzellen schon nach 24 h und 48 h die typische 20 kDa-Bande des gespaltenes PARP-1-Proteins zu sehen war, während bei den Blasentumorzellen diese Bande nicht nachgewiesen wurde (Abb. 3.1.2).

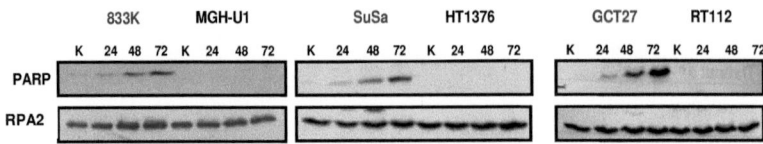

Abb. 3.1.2 Nachweis der PARP-1-Spaltung in Testis- (in rot) und Blasentumorzellen (in schwarz)

Drei Testistumorzelllinien (833K, SuSa, GCT27) und drei Blasentumorzelllinien (MGH-U1, HT1376, RT112) wurden mit 6 µg/ml Cisplatin behandelt. PARP-1-Spaltung als Maß für die apoptotischen Veränderungen im Zellkern wurde 24 h, 48 h und 72 h nach Cisplatinbehandlung mittels Immunoblotting nachgewiesen. RPA2 diente als Ladekontrolle.

3.2 Nachweis von Cisplatin-induzierten GpG-Intrastrang- und Interstrang-Crosslinks

3.2.1 Kinetik der Bildung von GpG-Intrastrang-Crosslinks in MGH-U1-Zellen

Cisplatin verursacht verschiedene Arten von DNA-Schäden. 90% aller Schäden sind Vernetzungen (Crosslinks) zwischen den Basen Guanin-Guanin oder Guanin-Adenin. Diese Schäden werden durch Nukleotid-Exzisionsreparatur (NER) entfernt. In früheren Untersuchungen wurde gezeigt, dass Testistumorzellen eine reduzierte Reparatur der Cisplatin-induzierten Gesamtplatinierung aufweisen (Köberle et al., 1997). Deswegen sollte zuerst untersucht werden, ob diese Reparatur-Defizienz die Intrastrang-Crosslinks betrifft. Um diese Frage zu beantworten, wurde die Reparatur der Guanin-Guanin-Intrastrang-Crosslinks (GpG) überprüft, da diese den Hauptteil aller Intrastrang-Crosslinks ausmachen. Die Bildung von GpG-Intrastrang-Crosslinks kann mit Hilfe eines Antikörpers, der gegen diesen Schaden gerichtet ist, untersucht werden.

In ersten Experimenten wurde die Kinetik der Bildung der GpG-Intrastrang-Crosslinks in der Blasentumorzelllinie MGH-U1 untersucht. Zu diesem Zweck wurden die Zellen mit Cisplatin (7,5 µg/ml oder 15 µg/ml) behandelt und die Bildung der GpG-Intrastrang-Crosslinks nach 0 h, 6 h oder 24 h bestimmt. Die auf der Membran geblotteten DNA-Spots wurden mittels Densitometrie ausgewertet, die relative Menge an GpG-Intrastrang-Crosslinks ist in Abb. 3.2.1 dargestellt.

Die relative Menge von GpG-Intrastrang-Crosslinks direkt nach Behandlung mit Cisplatin war gering. Ein Maximum an GpG-Schäden war nach 6 h zu sehen, dieser Wert war nach 24 h wieder reduziert.

Ergebnisse

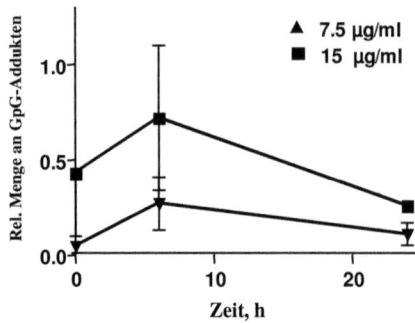

Abb. 3.2.1 Kinetik der Bildung von GpG-Addukten in Blasentumorzellen MGH-U1
MGH-U1 Zellen wurden mit 7,5 µg/ml und 15 µg/ml Cisplatin für 1 h behandelt, die Bildung der GpG-Intrastrang-Crosslinks wurde nach 0 h, 6 h und 24 h mittels Slot-Blots bestimmt. Die relative Menge an GpG-Intrastrang-Crosslinks ist graphisch dargestellt (Mittelwert von drei unabhängigen Experimenten und Standardabweichung).

Für die folgenden Experimente wurden als Zeitpunkte deswegen 6 h für Maximalbildung sowie 24 h als Erhohlungs-und Reparaturzeit gewählt.

3.2.2 Bildung und Reparatur von GpG-Intrastrang-Crosslinks in Testis- und Blasentumorzellen

Die Bildung und Reparatur der GpG-Intrastrang-Crosslinks wurde in den zwei Testistumorzelllinien 833K und SuSa und in der Blasentumorzelllinie MGH-U1 untersucht. Als negative Kontrolle diente die Fibroblastenzelllinie XP12RO. Diese Zelllinie ist XPA defizient und somit nicht in der Lage, diesen Schaden zu entfernen.

Die Zellen wurden mit 7,5 µg/ml oder 15 µg/ml Cisplatin behandelt, nach 6 h und 24 h wurde das Zellpellet für die DNA-Isolation geerntet. Vergleicht man die Menge an gebildeten GpG Crosslinks bei allen Zelllinien nach Behandlung mit 7,5 µg/ml Cisplatin, sieht man, dass GpG Crosslinks bei allen Zellen nach 6 h gebildet und nach 24 h in unterschiedlichen Maße entfernt wurden (Abb. 3.2.2).

Ergebnisse

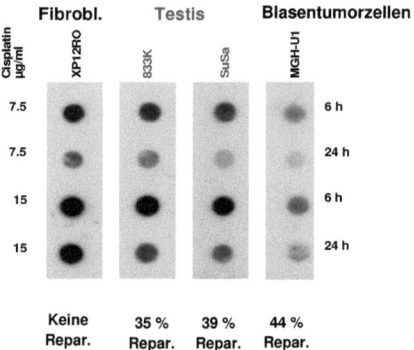

Abb. 3.2.2 Analyse der Bildung und Entfernung von GpG-Crosslinks mittels Slot-Blot

Die Testistumorzelllinien 833K und SuSa, die Blasentumorzelllinie MGH-U1 sowie die Fibroblastenzelllinie XP12R0 wurden mit 7,5 µg/ml oder 15 µg/ml Cisplatin für 1 h behandelt, nach 6 h und 24 h wurde DNA extrahiert. Die DNA wurde auf eine Nylonmembran geblottet und anschließend mit einem anti-GpG-spezifischen Antikörper inkubiert. Die unterschiedliche Spots-Intensität entspricht der Menge an GpG-Intrastrang-Crosslinks. XP12R0 ist eine XPA-defiziente Zelllinie und wurde als negative Kontrolle verwendet.

Dies war für XP12RO-Zellen ein überraschender Befund, da diese NER-defiziente Zelllinie die GpG Crosslinks nicht entfernen kann. Die Abnahme an GpG Crosslinks kann somit auf eine Verdünnung der DNA aufgrund von DNA-Synthese, die während der 24 h Reparaturzeit stattfand, zurückgeführt werden. Die Abnahme an GpG-Schäden war in XP12RO Zellen bei der Verwendung von 15 µg/ml Cisplatin nicht mehr zu sehen. Bei dieser Konzentration arretieren die Zellen in der G1-Phase und es findet keine DNA-Synthese mehr statt. Behandlung mit 15 µg/ml Cisplatin verursachte in allen Zelllinien höhere Mengen an GpG-Schäden nach 6 h. Nach 24 h war diese Menge bei den Blasen- und Testistumorzellen reduziert. Wie für die negative Kontrolle erwartet, war bei XP12RO Zellen keine Abnahme zu sehen.

Ergebnisse

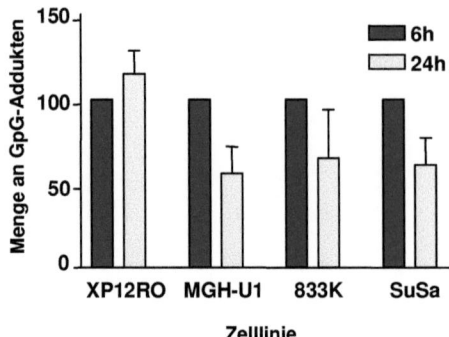

Abb. 3.2.3 Die Nukleotid-Exzisionsreparatur-Kapazität in untersuchten Zellen
Zwei Testistumorzelllinien 833K und SuSa, eine Blasentumozelllinie MGH-U1 und eine Fibroblastenzelllinie XP12R0 wurden mit 15 µg/ml Cisplatin für 1 h behandelt und die DNA zu den Zeitpunkten 6 h und 24 h extrahiert. Die Intensität der GpG-Spots auf dem Southern Blot wurde mittels Densitometrie quantifiziert. Die relative Menge an GpG-Intrastrang-Crosslinks ist als Balken dargestellt. XP12R0 ist eine XPA-defiziente Zelllinie und wurde als negative Kontrolle verwendet. Es sind die Mittelwerte und Standardabweichung aus mindestens drei unabhängigen Experimenten dargestellt.

3.2.3 Quantifizierung der Menge an GpG-Intrastrang-Crosslinks in Testis- und Blasentumorzellen

Die Menge an GpG-Intrastrang-Crosslinks, die in Abbildung 3.2.2 als Spots unterschiedlicher Intensität gezeigt ist, wurde mittels Densitometrie quantifiziert. Um die Reparaturkapazität darzustellen, wurde die Menge an Intrastrang-Crosslinks, die durch Behandlung mit Cisplatin (15 µg/ml) induziert wurden, nach 6 h und 24 h verglichen.

Dafür wurde die GpG-Menge nach 6 h auf 100 % gesetzt, da zu diesem Zeitpunkt ein Peak in der Bildung dieser Schäden erreicht ist. Der bei 24 h gemessene Wert wurde prozentual auf den 6 h Wert bezogen (Abb. 3.2.3).

Die Differenz zwischen den beiden Werten zeigt die Kapazität der Nukleotid-Exzisionsreparatur. In XP12RO-Zellen war die relative Menge an GpG-Läsionen nach 24 h ähnlich der bei 6 h gemessenen Menge, d.h. diese Zellen reparierten den Schaden nicht. In Unterschied dazu weisen die Blasentumorzellen eine effiziente Reparatur auf, da die Menge an GpG nach 24 h signifikant abnahm. Die Differenz beträgt ca. 44%. Dasselbe betrifft die beiden Testistumorzelllinien 833K und SuSa. Bei diesen Tumorzellen nahm die relative Menge an GpG-Schäden ebenfalls signifikant ab. Bei den 833K-Zellen wurde eine 35 % Abnahme nachgewiesen, bei den SuSa-Zellen betrug die Abnahme 39 %. Aus diesen Experimenten wurde geschlossen, dass Testistumorzellen profizient für NER sind.

3.2.4 Bildung und Reparatur von Interstrang-Crosslinks (ICL) in Testis- und Blasentumorzellen

Eine sehr wichtige Läsion bei den durch Cisplatin induzierten Schäden stellen die ICL dar. Obwohl ICL nur ca. 5 % des Gesamtschadens ausmachen, gehören diese Schäden zu den sehr toxischen Läsionen. In den folgenden Experimenten wurde die Bildung und Reparatur der ICL in Testis- und Blasentumorzellen untersucht. Dafür wurde der Comet Assay angewandt, der eine etablierte Methode der Messung von ICL darstellt. Die Untersuchungen zur Messung der ICL Reparatur in Testis- und Blasentumorzellen wurden gemeinsam mit Frau Ulrike S. durchgeführt.

Um geeignete Bedingungen für die Durchführung des Comet Assay zu ermitteln, wurden die Zellen für 1 h mit 7,5, 15 oder 22,5 µg/ml Cisplatin behandelt und nach 7 h geerntet. Der Zeitpunkt 7 h wurde gewählt, weil aus früheren Experimenten mit alkaliner Elution bekannt war, dass der

Peak der Bildung von durch Cisplatin induzierten ICL zwischen 7 h und 9 h liegt (B. Köberle, unpublizierte Daten). Für die Durchführung der Einzelzell-Gelelektrophorese wurden die Zellen auf Agarose-Objektträger aufgetragen. Kurz vor der Zelllyse wurden die Zellen, mit Ausnahme der Kontrollzellen, mit 8 Gy bestrahlt, um DNA-Brüche zu erzeugen, was erlaubt, dass die DNA im elektrischen Feld aus dem Kern migrieren kann.

Ein typisches Bild eines Zellkerns, dessen DNA mit Propidiumiodid sichtbar gemacht wurde, zeigt Abbildung 3.2.4. Dabei ist die DNA der Kontrollzellen (Abb. 3.2.4-A) weder vernetzt noch durch Bestrahlung zerbrochen, deshalb erscheint der Kern intakt. Anders sieht der Zellkern aus, dessen DNA durch Strahlung mit 8 Gy DNA-Brüche aufweist (Abb. 3.2.4-B). In diesem Fall wandern die DNA-Bruchstücke nach dem Anlegen von Spannung aus dem Kern und ergeben das Bild eines typischen Comet-Schweifes. Wurden die Zellen mit verschiedenen Cisplatin-Konzentrationen behandelt (Abb. 3.2.4-C, D, E) und dadurch die DNA vernetzt, verhindert dies die Migration im elektrischen Feld. Dadurch verkürzt sich der Schweif abhängig von der jeweiligen Cisplatin-Konzentration und dient als Nachweis der Crosslinks-Bildung zwischen den beiden DNA-Strängen.

Ergebnisse

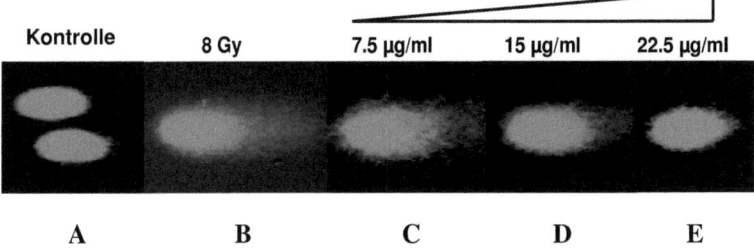

Abb. 3.2.4 Nachweis der Bildung von DNA Interstrang-Crosslinks mittels Comet Assay

Unbehandelte (**A, B**) oder mit verschiedenen Konzentration von Cisplatin für 1 h behandelte (**C, D, E**) 833K Testistumorzellen wurden 7 h nach Behandlung geerntet. Die Zellen wurden auf einem Agarose-Objektträger fixiert und für 1 h lysiert. Vor der Lyse wurden die Zellen mit 8 Gy bestrahlt (**B, C, D, E**). Danach folgten die Denaturierung der beiden DNA-Stränge und die Einzelzell-Gelelektrophorese. Um die DNA unter dem Mikroskop sichtbar zu machen, wurden die Zellkerne mit Propidiumiodid gefärbt. (**A**) Die DNA der Kontrollzellen ist intakt. (**B**) Die DNA der mit 8 Gy bestrahlten Zellen migriert bei der Elektrophorese aus dem Kern. (**C, D E**) Die DNA der mit Cisplatin inkubierten und danach bestrahlten Zellen ist durch ICL verlinkt, was zur verminderten Migration der DNA aus dem Kern führt.

3.2.5 Dosis-Abhängigkeit der Bildung der ICL in Testis- und Blasentumorzellen

Steigende Konzentrationen von Cisplatin können die Ausbildung von ICL in verschiedenen Tumorzelllinien in unterschiedlichem Maße bedingen. Um zu sehen, ob die Vernetzung der DNA durch Cisplatin bei verschiedenen Konzentrationen ähnlich abläuft, wurden die Testistumorzellen 833K und Blasentumorzellen MGHU1 mit 7,5, 15 oder 22,5 µg/ml Cisplatin für 1 h behandelt und nach 7 h geerntet. Mit den Zellen wurde, wie beschrieben, Comet Assay durchgeführt. Die ICL-Bildung wurde als % DTM dargestellt (Abb. 3.2.5).

Die Behandlung von Testis- und Blasentumorzellen mit verschiedenen Konzentrationen von Cisplatin zeigte, dass die Bildung von Interstrang-Crosslinks nach 7 h mit steigender Dosis fast linear zunimmt. Die lineare

Ergebnisse

Abhängigkeit verläuft sowohl in den Testis- als auch in den Blasentumorzellen ähnlich. Die Testistumorzellen weisen allerdings eine höhere ICL-Induktion im Vergleich zu den Blasentumorzellen auf. Für die folgenden Experimente wurden 15 µg/ml Cisplatin als Dosis gewählt.

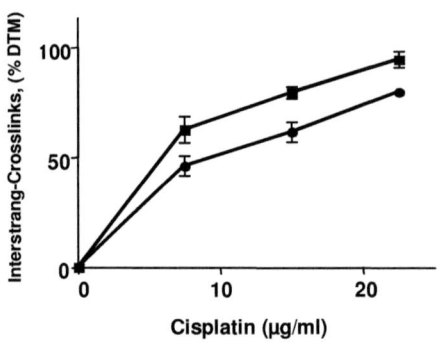

Abb. 3.2.5 Dosis-Abhängigkeit der ICL-Bildung in Testistumorzelllinie 833K (quadratische Punkte) und Blasentumorzelllinie MGH-U1 (runde Punkte)

Die Zellen wurden mit 7,5, 15 oder 22,5 µg/ml Cisplatin für 1 h behandelt und nach 7 h geerntet. Die ICL-Bildung wurde mittels Comet Assay untersucht. Es folgte die Quantifizierung der DNA-Migration aus dem Kern mithilfe von Software Komet Assay 4.0.2. Die Menge an ICL ist als „% Decrease in Tail Moment" („% DTM") graphisch dargestellt.

3.2.6 Reparatur von ICL in Testis- und Blasentumorzellen

Um die Reparatur der ICL zwischen den Zelllinien zu vergleichen, wurde die Bildung von ICL 7 h und 24 h nach Cisplatin-Behandlung gemessen und ausgewertet. Dafür wurden die Testistumorzelllinien 833K und SuSa und die Blasentumorzelllinie MGH-U1 mit 15 µg/ml Cisplatin für 1 h behandelt. In diesen Experimenten wurde auch die ICL-Reparatur-defiziente CHO-Zelllinie 43-3B verwendet, die als negative Kontrolle diente. Ein repräsentatives Bild der Bildung und Reparatur von ICL in der Blasentumorzelllinie MGH-U1 ist in Abbildung 3.2.6 zu sehen. Bestrahlte Zellen ohne Cisplatin-Behandlung zeigen einen Comet-Schweif (Abb. 3.2.6-A). Durch Behandlung mit Cisplatin ist die Bildung von ICL nach 7 h nachweisbar, wie die Kürzung des Comet-Schweifes zeigt (Abb. 3.2.6-B). Reparatur der ICL führte dazu, dass die DNA wieder aus dem Kern migrieren und sich ein Schweif bildet (Abb. 3.2.6-C).

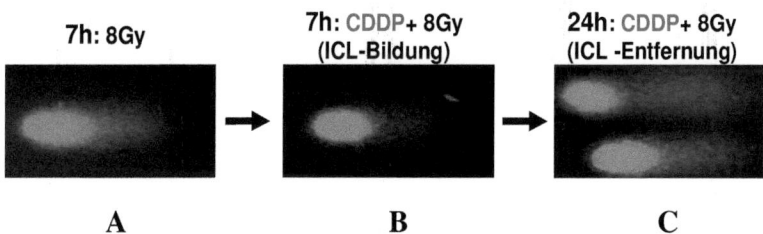

Abb. 3.2.6 Nachweis der ICL-Reparatur in der Blasentumorzelllinie MGH-U1 mittels Comet-Assay
Die unbehandelten (**A**) oder mit 15 µg/ml Cisplatin für 1 h behandelte Zellen (**B, C**) wurden nach 7 h oder 24 h geerntet. Kurz vor der Einzelzell-Elektrophorese wurde die DNA der Zellen durch die Bestrahlung mit 8 Gy zerbrochen, anschließend wurde der Comet-Assay durchgeführt. (**A**) Die DNA der bestrahlten Zellen migriert bei der Elektrophorese aus dem Kern. (**B**) Die DNA der mit Cisplatin inkubierten und danach bestrahlten Zellen ist durch ICL verlinkt, was zu einer verminderten Migration der DNA aus dem Kern führt. (**C**) Nach 24 h sind die ICL durch die Crosslink-Reparatur entfernt und die DNA kann wieder aus dem Kern migrieren, was zu einem typischen „Cometen"-Bild führt.

Die Fähigkeit, ICL zu entfernen, wurde in zwei Testistumorzelllinien und einer Blasentumorzelllinie verglichen. Die Differenz zwischen den % DTM nach 7 h und 24 h beschreibt die Fähigkeit der Tumorzellen, ICL zu entfernen. Wie in Abbildung 3.2.6-1 gezeigt ist, änderte sich die Menge der ICL in 43-3B Zellen nicht, was auf der ICL-Reparaturdefizienz dieser Zelllinie beruht. Anders verhalten sich die Blasentumorzellen MGH-U1. Diese zeigten eine funktionsfähige Crosslink-Reparatur, da nach 24 h weniger „% DTM" vorhanden waren als nach 7 h. Dies war bei den Testistumorzellen nicht der Fall. Bei der Zelllinie 833K Fand keine Reparatur statt, da die Menge an ICL nach 24 h in Vergleich zu 7 h nicht abnahm. Der leichte Rückgang der ICL-Menge bei den SuSa-Tumorzellen zeigt, dass sie den Schaden zum Teil entfernen können, jedoch nicht so effizient wie die Blasentumorzellen MGH-U1.

Eine statistische Auswertung der Daten wurde unter Verwendung des % DTM von 150-200 Zellen mittels der Software SPSS (SPSS Inc., USA) durchgeführt. Die statistische Analyse zeigte einen signifikanten Unterschied in der Kapazität der ICL-Reparatur der zwei Testistumorzelllinien im Vergleich zu der Blasentumorzelllinie MGH-U1. Aus diesen Versuchen wurde deswegen geschlossen, dass die beiden Testistumorzelllinien defizient in der Reparatur der ICL sind.

Ergebnisse

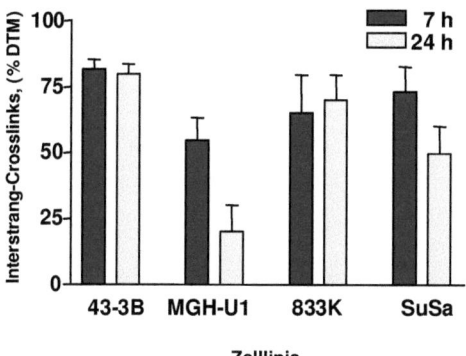

Abb. 3.2.6-1 Kapazität der ICL-Reparatur in Testis- und Blasentumorzellen
Zwei Testistumorzelllinien 833K und SuSa, eine Blasentumorzelllinie MGH-U1 und die ERCC1-defiziente Zelllinie 43-3B wurden mit 15 µg/ml Cisplatin für 1 h behandelt. Die Bildung der ICL wurde nach 7 h und nach 24 h mittels Comet Assay gemessen. Die Quantifizierung der ICL erfolgte mit Hilfe von Software Comet Assay 4.0.2. Dabei diente der „% DTM" als Maß für die ICL-Bildung und ist als Balken dargestellt. 43-3B ist eine ICL-Reparatur-defiziente CHO-Zelllinie und wurde als negative Kontrolle verwendet.

Ergebnisse

3.2.7 Die Phosphorylierung des Histons H2AX als Marker für Doppelstrangbrüche in Testis- und Blasentumorzellen

Die durch Cisplatin-Behandlung entstandenen ICL werden im Zuge der Crosslink-Reparatur weiter zu Doppelstrangbrüchen prozessiert. Sie resultieren durch den ersten Crosslink-Reparaturschritt, der von einer strukturspezifischen Endonuklease katalysiert wird. Dabei schneidet das Enzym an einem durch Cisplatin verlinktem DNA-Strang, um das Entkoppeln vom Interstrang-Crosslink im nächsten Schritt zu ermöglichen (Abb. 3.2.7-1). Durch diesen Schnitt entsteht ein Doppelstrangbruch (DSB) an der DNA, der durch DSB-Reparatur wieder geschlossen werden kann. DSB verhindern normalen Ablauf der Replikation und Transkription in der Zelle und, falls nicht repariert, lösen das apoptotische Signal aus (Roos und Kaina, 2006).

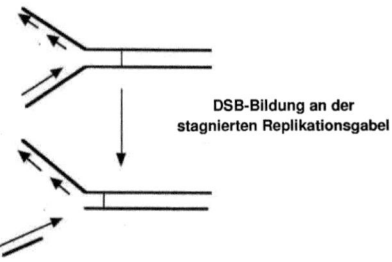

DSB-Bildung an der stagnierten Replikationsgabel

Abb. 3.2.7-1 Das Modell der Prozessierung von Interstrang Crosslinks zu Doppelstrangbrüchen (nach L. Niedernhofer, 2004)

Wenn es zu einer stagnierten Replikationsgabel kommt, schneidet das Enzym Mus81 an einem der DNA-Stränge, um das Entkoppeln von ICL einzuleiten. Durch diesen Schnitt entsteht ein DNA-Doppelstrangbruch (DSB), der durch DSB-Reparatur wieder geschlossen werden kann.

Nach der oben beschriebenen Hypothese werden die ICL in Laufe der Crosslink-Reparatur zur DSB prozessiert. Als Standardmarker für die Detektion der Doppelstrangbrüche wird phosphoryliertes Histon H2AX (γH2AX) verwendet. In den folgenden Experimenten wurde zuerst untersucht, ob die Phosphorylierung von H2AX in den Testis- und Blasentumorzellen nachgewiesen werden kann. Danach sollte die Frage beantwortet werden, wie lange die DSB in den Tumorzellen persistieren.

Die Testistumorzelllinie 833K und die Blasentumorzelllinie MGH-U1 wurden auf Objektträgern ausgesät, mit 6 µg/ml Cisplatin behandelt und nach 24 h, 48 h oder 72 h für die Immunfluoreszenz fixiert. Es folgte die Inkubation mit einem anti-γH2AX-spezifischen Antikörper.

Wie in Abb. 3.2.7-2 zu sehen, konnte die Prozessierung von ICL zu Doppelstrangbrüchen in beiden Zelltypen nachgewiesen werden. Bei den unbehandelten Kontrollzellen ist keine γH2AX-Fluoreszenz zu sehen. Nach der Inkubation mit Cisplatin nahm die Fluoreszenz in sowohl Testis- als auch Blasentumorzellen deutlich zu, jedoch mit unterschiedlicher Intensität. In MGH-U1 Zellen fand Phosphorylierung von H2AX bereits nach 24 h statt, wie die stark fluoriszierende Foci zeigen. Zu diesem Zeitpunkt erreichten die γH2AX-Foci bei diesen Zellen ihr Maximum. Die Menge an Foci reduzierte sich im weiteren Verlauf nach 48 h und 72 h signifikant. Die Entstehung von γH2AX-Foci in den 833K Testiszellen zeigte eine andere Kinetik. Die Foci wurden in diesem Zelltyp langsamer gebildet und erreichten ihr Maximum erst nach 48 h. Die γH2AX-Foci persistierten in den Testistumorzellen und waren somit auch nach 72 h und 96 h zu sehen.

Ergebnisse

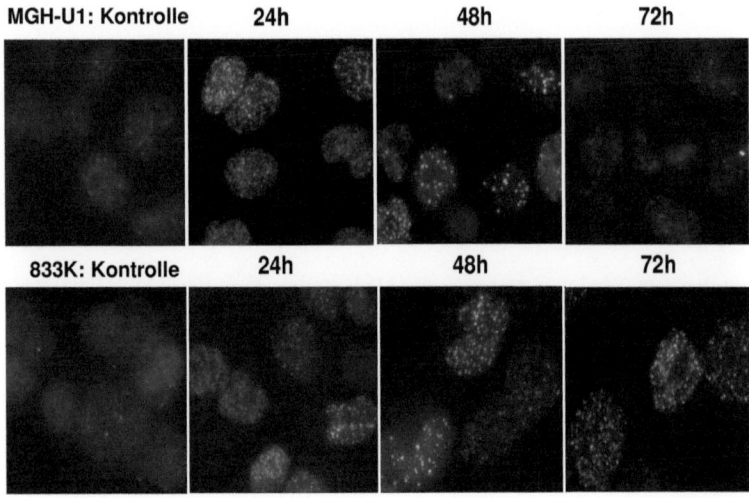

Abb. 3.2.7-2 Nachweis von phosphoryliertem Histon H2AX in den Kernen von Testis- und Blasentumorzellen

Die Testistumorzelllinie 833K und die Blasentumorzelllinie MGH-U1 wurden auf Objektträgern ausgesät und mit 6 µg/ml Cisplatin behandelt. Die Zellen wurden nach 24 h, 48 h oder 72 h für die Immunfluoreszenz fixiert. Der Nachweis von γH2AX erfolgte mithilfe von primärem anti- γH2AX-spezifischem und sekundärem Alexa Fluor 488-gekoppeltem Antikörper. Die Zellkerne wurden mit dem Farbstoff DAPI gefärbt.

Dies ist ein Hinweis auf fehlende Reparatur von DSB in Testistumorzellen. Die Quantifizierung der Reparaturkinetiken von DSB, die bei der Prozessierung von Cisplatin-induzierten ICL in Testis- und Blasentumorzellen entstehen, ist in Kapitel 3.2.9. dargestellt.

3.2.8 γH2AX ko-lokalisiert mit 53BP1-Protein in Testis- und Blasentumorzellen

Die Phosphorylierung von γH2AX kann auch unabhängig von der Bildung von DSB stattfinden. Um zu verifizieren, dass es sich nach Behandlung mit Cisplatin tatsächlich um die Prozessierung von ICL zu DSB handelt, wurde ein zweiter Marker für DSB herangezogen. Als solcher Markers ist das Protein 53BP1 („p53 Binding Protein 1")

Ergebnisse

bekannt, welches seinen Namen aufgrund einer p53-spezifischen Domäne erhielt. Es wurde gezeigt, dass 53BP1 auch weitere DNA-Checkpoint-Proteine wie ATM, RPA2 und E2F binden kann und damit sehr früh bei der DNA-Schadensantwort eingeschaltet ist (Abb. 3.2.8-1). In unbehandelten Zellen ist dieses Protein diffus im Zellkern verteilt. Kommt es zu DSB-Formation z.b. durch Bestrahlung der Zellen mit γ-Strahlen, werden Veränderungen in der Chromatinstruktur induziert, die durch 53BP1 erkannt werden. Dies führt zur Hyperphosphorylierung und Kumulierung von 53BP1 und damit zu klar definierbaren nukleären Foci. 53BP1-Foci ko-lokalisieren mit γH2AX-Foci, unabhängig vom p53 Status der Zellen.

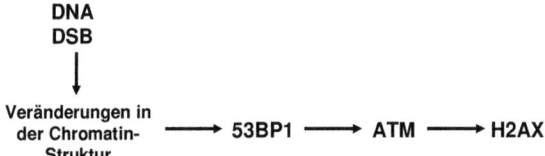

Abb. 3.2.8-1 Derzeitiges Modell der Signalwege-Aktivierung, die von einem DNA-Doppelstrangbruch in Säugertierzellen ausgehen (modifiziert nach Halazonetis, 2004)
Ein DNA-Doppelstrangbruch verursacht Veränderungen in der Chromatinstruktur. Diese Veränderungen werden von einem DNA-Sensorprotein 53BP1 erkannt und an die Proteinkinase ATM weitergegeben. Die aktivierte ATM kann weitere Substrate wie H2AX phosphorylieren.

In den folgenden Experimenten wurde die Prozessierung von ICL zu DSB verifiziert, indem die Ko-lokalisation der zwei annerkanten DSB-Marker 53BP1 und γH2AX untersucht wurde. Zwei Testistumorzelllinien 833K und SuSa und eine Blasentumorzelllinie MGHU1 wurden auf Objektträger ausgesat, für 1 h mit 6 μg/ml Cisplatin behandelt und nach 24 h für die Immunfluoreszenz fixiert. Anschließend folgte die

Inkubation mit den primären anti-γH2AX- und anti-53BP1-spezifischen Antikörpern. Anschließend wurde eine Doppelfärbung mit sekundären Alexa-Fluor 488- und Cy3- gekoppelten Antikörper durchgeführt, die entsprechend eine grüne und eine rote Fluoreszenzfarben aufweisen. Die Kerne wurden mit ToPro blau gefärbt. Die konfokale Bildaufnahme wurde mittels Fluoreszenz am Zeiss Laser Scanning Mikroskop durchgeführt und mit ZEN 2008 Software analysiert (LSM-Aufnahmen wurden mit Hilfe von Frau Dr. Teodora Nikolova durchgeführt).

In Abb. 3.2.8-2 sind die Zellkerne mit jeweils 53BP1- und γH2AX -Foci abgebildet. Um die Ko-lokalisation nachweisen zu können, wurden die Aufnahmen aufeinander-gelegt („merge"). Die Kumulation von sowohl 53BP1 als auch γH2AX ist nach der Behandlung mit Cisplatin zu sehen. Die Foci der beiden Proteinen sind in Testis- und Blasentumorzellen kolokalisiert. Dies ist ein weiterer Hinweis darauf, dass bei der Prozessierung von ICL DSB entstehen.

Ergebnisse

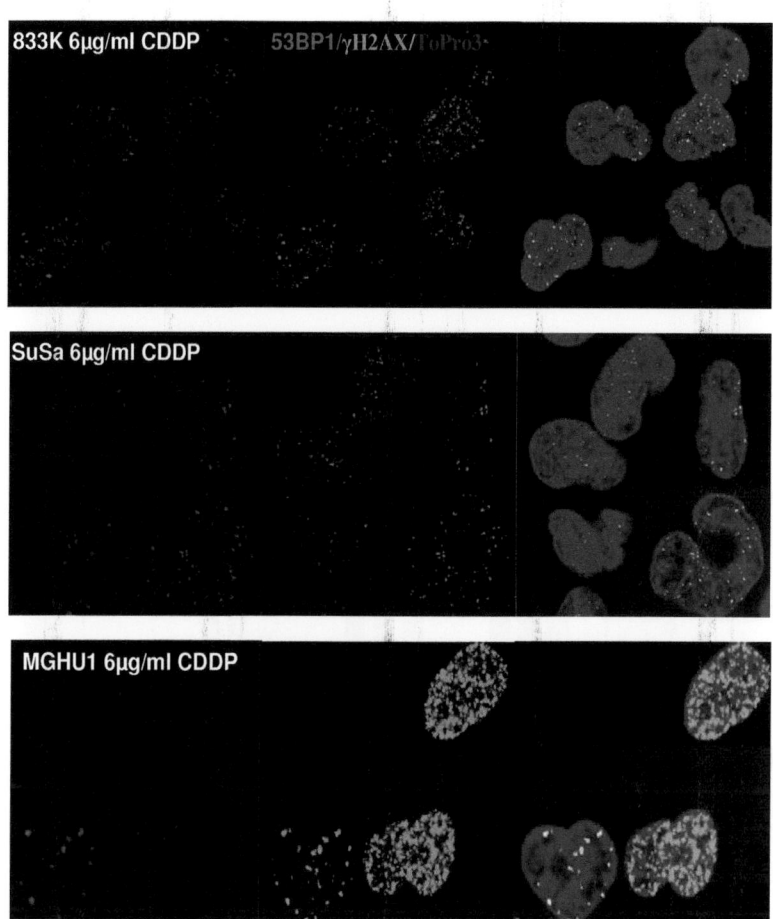

Abb. 3.2.8-2 Kolokalisation von γH2AX mit p53BP1 in Testis- und Blasentumorzellen
Die Testistumorzelllinien 833K und SuSa und die Blasentumorzelllinie MGH-U1 wurden auf Objektträgern ausgesät und mit 6 µg/ml Cisplatin behandelt. Die Zellen wurden 24 h später fixiert. Der Nachweis der Proteine P53BP1 (rot, links) und γH2AX (grün, in der Mitte) erfolgte mittels konfokaler Immunfluoreszenz auf dem Laser Scanning Mikroskop (LSM). Die Zellkerne sind mit dem Farbstoff ToPro gefärbt (blau, rechts). LSM-Aufnahme von Frau Dr. Teodora Nikolova.

Ergebnisse

3.2.9 Prozessierung von ICL in Testis- und Blasentumorzellen

Um das Ausmaß der Bildung an DSB in den Zellen zu quantifizieren und deren Reparaturkinetik zu verfolgen, wurde die γH2AX-Fluoreszenz-Intensität quantitativ bestimmt. Dafür wurde das Metafer-Programm verwendet, das die Intensität in mindestens 500 Zellen je Probe automatisch ermittelte. Die Quantifizierung ist in Abbildung 3.2.9 dargestellt.

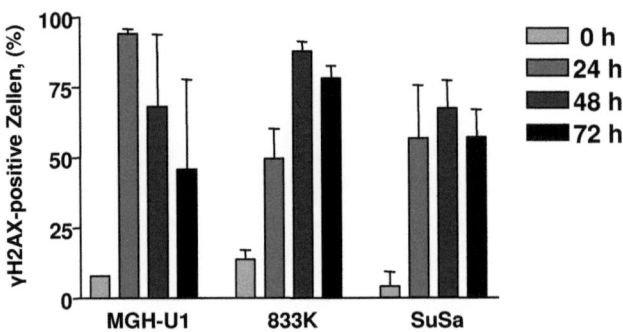

Abb. 3.2.9 Entstehung und Reparatur von DSB in Testis- und Blasentumorzellen
Die Testistumorzelllinien 833K und SuSa und die Blasentumorzelllinie MGH-U1 wurden für 1 h mit 6 µg/ml Cisplatin behandelt und nach 24 h, 48 h oder 72 h für die Immunfluoreszenz fixiert. Als Marker der DSB diente phosphoryliertes Histonprotein γH2AX. Die Fluoreszenzintensität von γH2AX wurde mithilfe Metafer-Software in mindestens 500 Zellen automatisch quantifiziert. Die Anzahl der Zellen, die positiv für γH2AX waren, ist graphisch dargestellt.

Die Bildung und der Abbau von γH2AX wurde in den Testistumorzelllinien 833K und SuSa und der Blasentumorzelllinie MGH-U1 untersucht. In Abb. 3.2.9 ist zu sehen, dass die Menge an γH2AX bei den MGH-U1-Zellen schon nach 24 h stark zunimmt, danach fällt sie allmählich ab. In Gegenteil zeigen die beiden Testistumorzelllinien eine verzögerte Formation von DSB.

Das Maximum ist nach 48 h erreicht und persistiert. Auch nach 96 h war keine Abnahme zu sehen (nicht gezeigt). Daraus wurde geschlossen, dass persistierende DSB, die in den Testistumorzellen nach Cisplatin-Behandlung gezeigt wurden, einer der Auslöser für die Apotose sein könnte, was die erhöhte Sensitivität dieser Zellen gegenüber Cisplatin erklären könnte.

3.3 Modifizierungen der ICL-Reparatur und Cisplatin-Toxizität in Testis- und Blasentumorzellen

3.3.1 Nachweis von ERCC1-XPF in Tumorzellen

Testistumorzellen weisen eine erhöhte Sensitivität gegenüber Cisplatin auf. In den vorangegangenen Versuchen wurde gezeigt, dass die Testistumorzellen defizient bei der Reparatur von ICL sind. Bei der ICL-Reparatur spielt der ERCC1-XPF Reparaturfaktor eine wichtige Rolle. In früheren Studien wurde die Menge an ERCC1 und XPF in verschiedenen Zelllinien, die von Testis-, Prostata-, Lungen-, Brust- und Blasentumoren isoliert wurden, bestimmt. Es konnte gezeigt werden, dass Testistumorzellen im Vergleich zu allen anderen untersuchten Tumorarten eine erniedrigte Menge an ERCC1 und XPF aufweisen (Welsh et al., 2004). Die Ursache für diese verminderte Menge an ERCC1-XPF ist noch nicht geklärt. Da ERCC1-XPF an der ICL Reparatur beteiligt ist, könnte die reduzierte Menge an ERCC1 und XPF in den Testistumorzellen eine der Ursachen für die defiziente ICL Reparatur sein.

Im folgenden Experiment wurde verifiziert, dass ERCC1 und XPF in Testistumorzellen reduziert sind.

Ergebnisse

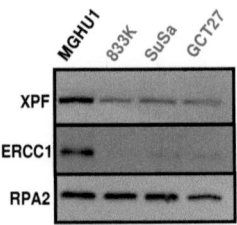

Abb. 3.3.1 Nachweis der Menge von XPF- und ERCC1-Proteinen in Testis- und Blasentumorzellen

In Proteinextrakten der Testistumorzelllinien 833K, SuSa und GCT27 (rot) und der Blasentumorzelllinie MGH-U1 (schwarz) wurde die Menge an XPF und ERCC1 Protein mittels Immunoblotting nachgewiesen. 50 µg Proteinextrakt von unbehandelten Zellen wurde verwendet. RPA2 diente als Ladekontrolle.

Die drei Testistumorzelllinien 833K, SuSa und GCT27 wurden mit der Blasentumorzelllinie MGH-U1 verglichen. Die Menge an ERCC1 und XPF wurde mittels Immunoblotting bestimmt (Abb. 3.3.1). Bei den drei Testistumorzelllinien lagen XPF und ERCC1 reduziert vor. Während bei XPF ein schwaches Signal noch zu sehen ist, konnte man ERCC1 kaum in den Proben bestimmen.

3.3.2 Überexpression von ERCC1- und XPF-Proteinen in Testistumorzellen

Unserer Hypothese nach beruht die Sensitivität von Testistumorzellen gegenüber Cisplatin auf deren verminderten Fähigkeit, Cisplatin-DNA-Schäden zu entfernen. In den vorangegangenen Experimenten konnte eine Defizienz bei der Reparatur von ICL gezeigt werden. Diese ist möglicherweise auf die reduzierte Menge des DNA-Reparaturkomplexes ERCC1-XPF zurückzuführen. Um diese Hypothese zu überprüfen, wurden Testistumorzellen mit dem Expressionsvektor pEF6 (XPF-IRES-ERCC1) transient transfiziert. Die Überexpression der beiden Proteine

Ergebnisse

ERCC1 und XPF wurde mittels Immunoblotting überprüft. In diesen Experimenten wurden 833K Testistumorzellen mit verschiedenen Mengen (5 µg oder 10 µg) des Plasmids transfiziert und Zellen zu unterschiedlichen Zeitpunkten nach der Transfektion (24 h - 120 h) geerntet. Wie in Abb. 3.3.2 gezeigt, wird XPF schon nach 24 h exprimiert. Dabei war schon eine Plasmidmenge von 5 µg ausreichend, um eine signifikante Erhöhung von XPF zu erreichen. XPF war bis 96 h nach Transfektion stark erhöht, danach nahm die Expression ab. Die Überexpression von ERCC1, der zweiten Komponente des Reparaturkomplexes, lässt sich etwas später nachweisen. Ein signifikanter Anstieg von ERCC1 findet erst zum späteren Zeitpunkt von 48 h statt und hält auch wie bei XPF bis zum Zeitpunkt von 96 h an. Die Plasmidmenge von 5 µg scheint somit für die Überexpression von ERCC1 wie auch XPF ausreichend zu sein.

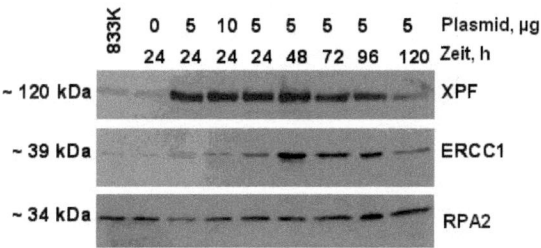

Abb. 3.3.2 Nachweis der Überexpression der DNA-Reparaturproteine XPF und ERCC1 in Testistumorzellen

Die Testistumorzelllinie 833K wurde mit 5 oder 10 µg des Expressionsvektors pEF6 (XPF-IRES-ERCC1) transient transfiziert. Zellextrakte wurden zu unterschiedlichen Zeitpunkten (24 h-120 h) nach der Transfektion hergestellt. Der Nachweis von XPF und ERCC1 erfolgte mittels Immunoblotting. RPA2 diente als Ladekontrolle.

Ergebnisse

3.3.2.1 Einfluss der Überexpression von ERCC1 und XPF auf die ICL-Reparatur in Testistumorzellen

Um zu übeprüfen, ob die erhöhte Menge an ERCC1-XPF einen Einfluß auf die Reparatur von Interstrang-Crosslinks in Testistumorzellen hat, wurde mit transient transfizierten 833K Zellen ein Comet Assay durchgeführt. Transfektion mit dem Leervektor pEF6 diente als Kontrolle. Eine zweite Kontrolle stellten 833K-Zellen dar, die nur mit Transfektionsreagenz behandelt wurden („Mock-Transfektion"). Die Zellen wurden mit 15 µg/ml Cisplatin behandelt und 7 h bzw 24 h später für den Comet Assay fixiert. Wie in früheren Experimenten diente „% Decrease in Tail Moment" (% DTM) als Maß für die Bildung von Interstrang-Crosslinks. Der Unterschied zwischen den Werten von 7 h und 24 h zeigte die Reparaturkapazität der Zellen.

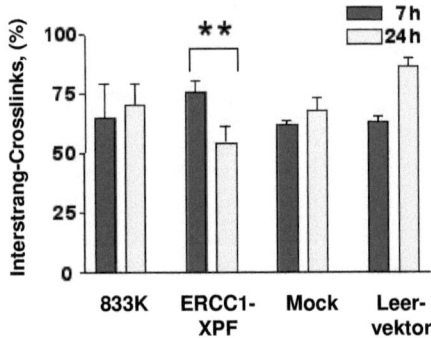

Abb. 3.3.2.1 Einfluss von ERCC1-XPF-Überexpression auf die Reparatur von ICL in 833K Testistumorzellen

833K Testistumorzellen wurden mit pEF6 (ERCC1-XPF)-Expressionsvektor, mit dem Leervektor pEF6 oder mit Transfektionsreagenz (Mock) transfiziert. Nach 24 h wurden die Zellen mit 15 µg/ml Cisplatin für 1 h behandelt. Die Zellen wurden nach weiteren 7 h oder 24 h fixiert, anschließend wurde der Comet Assay durchgeführt. 833K: untransfizierte Kontrolle.

Wie in Abb. 3.3.2.1 gezeigt ist, war in den mit ERCC1-XPF-transfizierten Zellen eine Reduktion der ICL nach 24 h zu sehen, was auf eine gesteigerte Reparaturkapazität hinweist. Im Unterschied dazu sind in den nicht-transfizierten 833K-Zellen die % DTM-Werte nach 7 h und 24 h in etwa gleich, das heißt, es findet keine Reparatur statt. Behandlung der Zellen nur mit dem Tranfektionsreagenz hatte ebenfalls keinen Einfluss auf die Reparatur, wie bei den Werten der Mocktransfektion zu sehen ist. Einen ähnlichen Verlauf sieht man bei der negativen Kontrolle, die nur mit dem Leervektor transfiziert wurde.

Der Anteil an ICL ist nach der Transfektion mit dem Leervektor nach 24 h sogar höher als nach 7 h. Das kann mit dem Einbringen von Plasmid in die Zelle erklärt werden. Das Vorhandensein von zusätzlicher Plasmid-DNA in der Zelle bedeutet, dass auch Crosslinks zwischen den beiden Strängen der Plasmid-DNA gebildet werden können. Diese Plasmid-DNA-Crosslinks tragen möglicherweise zu den höheren % DTM-Werten in den transfizierten Zellen bei, wenn die DNA im elektrischen Feld wandert.

3.3.2.2 Einfluss der Überexpression von ERCC1 und XPF auf die Apoptoseinduktion durch Cisplatin

Nachdem die erhöhte Menge von ERCC1-XPF eine Auswirkung auf die Reparaturkapazität von ICL zeigte, wollten wir überprüfen, ob die Überexpression von ERCC1 und XPF die Apoptoserate beeinflusst. Dafür wurden transfizierte und nicht-transfizierte Zellen mit 12 µg/ml oder 15 µg/ml Cisplatin behandelt und die Induktion der Apoptose nach 72 h gemessen. Der Zeitpunkt von 72 h wurde gewählt, da in den vorherigen Versuchen gezeigt wurde, dass zu diesem Zeitpunkt die Apoptose in den Testistumorzellen komplett eingeleitet ist.

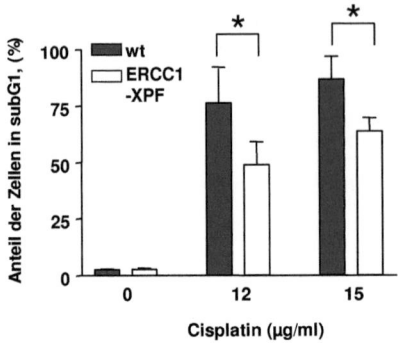

Abb. 3.3.2.2 Einfluss der ERCC1-XPF-Überexpression auf die Induktion der Apoptose in 833K Testistumorzellen

Die Testistumorzelllinie 833K wurde mit dem pEF6 (XPF-ERCC1)- Expressionsvektor transfiziert und nach 24 h mit 12 µg/ml oder 15 µg/ml Cisplatin behandelt. Die Zellen wurden 72 h nach der Behandlung mit Ethanol fixiert und mit Propidiumiodid gefärbt. Die Messung der subG1-Fraktion erfolgte mithilfe der Durchflusszytometrie.

Wie in der Abbildung 3.3.2.2 gezeigt ist, war nach 72 h der Anteil der Zellen in der subG1-Phase in den ERCC1-XPF-transfizierten Zellen geringer als in den nicht-transfizierten Zellen.

Der signifikante Unterschied im Anteil an apoptotischen Zellen trifft sowohl für 12 µg/ml als auch für 15 µg/ml Cisplatin-Behandlung zu. Das bedeutet, dass die sensitiven Testistumorzellen durch die Transfektion mit ERCC1-XPF resistenter geworden sind. Aus diesen Experimenten können wir schließen, dass die erhöhte Sensitivität von Testistumorzellen gegenüber Cisplatin mit hoher Wahrscheinlichkeit auf die niedrige Menge der DNA-Reparaturproteine ERCC1-XPF zurückzuführen ist. Dadurch ist die ICL-Reparaturkapazität beeinflusst. Überexpression der Reparaturproteine ERCC1-XPF erhöht die Entfernungsrate von toxischen Crosslinks in den Testistumorzellen und macht sie resistenter gegenüber Cisplatin.

3.3.3 Einfluss der Herunterregulierung von ERCC1 und XPF auf die ICL-Reparatur und Apoptoseinduktion durch Cisplatin

In den vorherigen Versuchen wurde gezeigt, dass die Überexpression von ERCC1-XPF die Reparatur von ICL in 833K Testistumorzellen erhöhte. Des Weiteren verminderte die Überexpression die Cisplatinsensitivität der 833K Zellen. Eine Schlussfolgerung aus diesen Versuchen ist, dass eine gezielte Verminderung der ERCC1-XPF-Menge in resistenten Tumorzellen eine vielversprechende Strategie zur Überwindung der Resistenz sein könnte. Um diese Hypothese zu überprüfen, wurde in Cisplatin-resistenten MGH-U1 Blasentumorzellen der Reparaturkomplex ERCC1-XPF mittels siRNA gegen ERCC1 herunterreguliert. Der Einfluss der Herunterregulierung auf ICL-Reparatur und Cisplatin-Resistenz sollte dann untersucht werden.

3.3.3.1 Herunterregulierung des Reparaturkomplexes ERCC1-XPF in MGH-U1 Blasentumorzellen mittels siRNA gegen ERCC1

Zuerst wurde die Transfektionseffizienz von MGH-U1 überprüft. Dafür wurden die Zellen mit einem Vektor, der einen "open reading frame" für GFP enthält, transfiziert. Transfizierte Zellen fluoreszieren grün. Wie in der Abb. 3.3.3.1-1 gezeigt ist, wurden 48 h nach Transfektion GFP-fluoreszierende Zellen nachgewiesen. Mit Hilfe der fluoreszierenden Zellen wurde auf eine Transfektionseffizienz von ca. 20 % geschlossen.

Ergebnisse

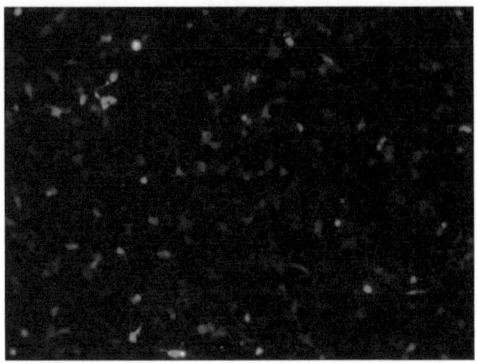

Abb. 3.3.3.1-1 Bestimmung der Transfektionseffzienz in MGH-U1 Blasentumorzellen mittels GFP-exprimierenden Zellen
MGH-U1 Zellen wurden mit dem Vektor SureSilencing^{TM} shRNA (Bioscience Corporation), der einen GFP "open reading frame" unter der Kontrolle des CMV-Promotors enthält, transfiziert. Nach 48 h wurden GFP-fluoreszierende Zellen mithilfe eines Fluoreszenzmikroskops (Zeiss) aufgenommen.

Mittels Immunobloting wurde die Herunterregulierung von ERCC1-XPF nach Transfektion der MGH-U1 Zellen mit ERCC1-siRNA nachgewiesen. Zuerst wurden die optimale siRNA-Konzentration sowie die geeignete Nach-Inkubationszeit bestimmt. Dafür wurden MGH-U1 mit siRNA gegen-ERCC1 transfiziert. Es wurden siRNA-Konzentrationen von 10 nM, 50 nM und 100 nM getestet. Als optimal erwies sich die Konzentration von 10 nM, da sich mit höheren siRNA-Konzentrationen keine weitere Herunterregulierung erreichen ließ. Die Konzentration von 10 nM wurde in allen nachfolgenden Versuchen verwendet. Als Kontrolle wurden nicht-transfizierte Blasentumorzellen sowie mit Kontrolle-siRNA transfizierte Blasentumorzellen verwendet. Der Reparaturkomplex ERCC1-XPF wird durch ERCC1 stabil gehalten. XPF hat dagegen die eigentliche Endonukleaseaktivität, welche bei der Nukleotid-Excisionsreparatur und Interstrang-Crosslinksreparatur benötigt wird. Mit siRNA gegen ERCC1 sollten beide Proteine

Ergebnisse

herunterreguliert werden. Man muss dabei beachten, dass, während die durch siRNA blockierte *de novo* Expression von ERCC1 zurückgeht, die Zelle noch ein Vorrat an ERCC1 aufweist, welches im Komplex mit XPF auftritt und den letzten noch stabilisiert.

Aus diesem Grund wurde die Abnahme von XPF eher zu späteren Zeitpunkten erwartet, etwa 48 h - 96 h nach der Transfektion mit siRNA. Dementsprechend wurden die Zellen 48 h, 72 h und 96 h nach der Transfektion geerntet, und Proteinextrakte wurden hergestellt. Die Herunterregulierung von XPF- und ERCC1-Proteinen wurde mittels Immunoblotting nachgewiesen (Abb. 3.3.3.1-2). In der Abbildung ist zu sehen, dass nach 72 h eine signifikante Reduktion von sowohl ERCC1 als auch XPF nachweisbar ist. Daraus lässt sich schließen, dass die Transfektion mit 10 nM siRNA anti-ERCC1 ausreichend war, um die Menge an beiden Proteine nach 72 h effektiv zu reduzieren. 72 h nach der siRNA-Transfektion wurden also als optimaler Zeitpunkt ermittelt, um die Reparatur und Cisplatin-Zytotoxizität nach ERCC1-XPF Herunterregulierung zu messen.

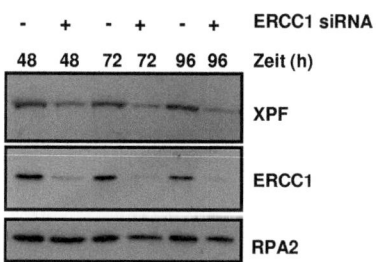

Abb. 3.3.3.1-2 Nachweis der Herunterregulierung von ERCC1 und XPF in MGH-U1 Zellen

Die Blasentumorzelllinie MGH-U1 wurde mit 10 nM siRNA anti–ERCC1 transfiziert und Zellen zu unterschiedlichen Zeitpunkten nach Transfektion (48 h–96 h) geerntet. Es folgten Proteinextraktion und Proteinnachweis von ERCC1 und XPF mittels Immunoblotting. RPA2 diente als Ladekontrolle.

3.3.3.2 Einfluss der Herunterregulierung von ERCC1 und XPF auf Reparatur von Doppelstrangbrüchen in Blasentumorzellen

Es sollte dann untersucht werden, ob die Reparatur von Cisplatin-induzierten Schäden durch die Herunterregulierung von ERCC1 und XPF beeinflusst wird. In vorherigen Versuchen wurde gezeigt, dass die in Blasentumorzellen durch Cisplatin gebildeten Interstrang-Crosslinks zu Doppelstrangbrüchen prozessiert werden. Als Marker der DSB-Formation wurde in diesen Experimenten das phosphorylierte Histonprotein H2AX erfolgreich verwendet. Dementsprechend wurde in den nun folgenden Versuchen die Bildung und Abnahme von γH2AX untersucht. Dafür wurde die Blasentumorzelllinie MGH-U1 mit 10 nM ERCC1 siRNA transfiziert. Als Kontrolle wurde mit "scrambled siRNA" transfiziert. MGH-U1-Zellen wurden auf einen Objektträger ausgesät, 72 h nach der Transfektion mit 6 μg/ml Cisplatin für 1 h behandelt und 24 h und 48 h nach Behandlung fixiert. Der Nachweis von γH2AX erfolgte mittels Immunfluoreszenz (Abb. 3.3.3.2-1).

Um das Ausmaß der DSB-Bildung in den Zellen zu quantifizieren und deren Reparaturkinetik zu verfolgen, wurde die γH2AX–Fluoreszenz-Intensität mit dem Metafer-Software ausgerechnet und graphisch dargestellt (Abb. 3.3.3.2-2). Für die statistische Auswertung der γH2AX-Bildung wurden drei unabhängige Versuche durchgeführt.

Wie in Abb. 3.3.3.2-2 gezeigt ist, nimmt die Bildung von γH2AX nach 24 h stark zu. Ein Unterschied wurde jedoch bei der Abnahme der γH2AX–Intensität zu den späteren Zeitpunkten beobachtet. In den nicht-transfizierten Kontrollzellen ist die γH2AX –Intensität nach 48 h schon deutlich reduziert.

Ergebnisse

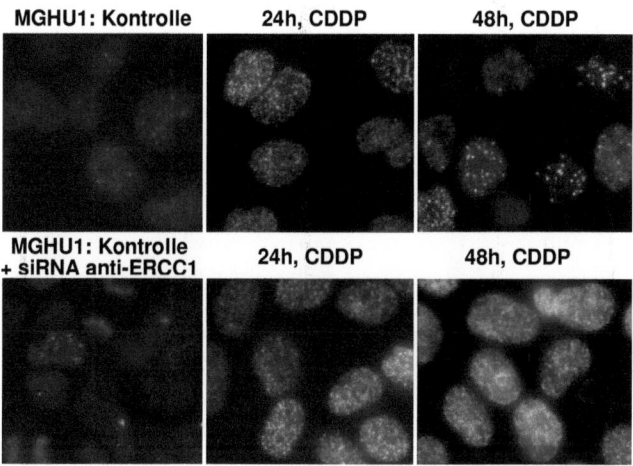

Abb. 3.3.3.2-1 Bildung und Abnahme von phosphoryliertem Histon H2AX nach der Herunterregulierung von ERCC1 in Blasentumorzellen
Die Blasentumorzelllinie MGH-U1 wurde mit siRNA gegen ERCC1 transfiziert und 72 h später mit 6 µg/ml Cisplatin für 1 h behandelt. Die Zellen wurden nach 24 h und 48 h für die Immunfluoreszenz fixiert. Der Nachweis von γH2AX erfolgte mithilfe von primärem anti- γH2AX-spezifischen und sekundärem Alexa Fluor 488-gekoppelten Antikörper. Die Zellkerne sind mit dem Farbstoff DAPI gefärbt.

Ein ähnlicher Verlauf ist bei den Zellen zu sehen, die mit der negativen Kontrolle-siRNA transfiziert wurden. Jedoch war keine Abnahme der γH2AX-Intensität bei den mit siRNA-ERCC1 transfizierten Zellen nachweisbar. Obwohl die γH2AX-Foci im vergleichbaren Maße wie bei den anderen Ansätzen gebildet werden, gehen sie nach 48 h nicht zurück, sondern werden sogar leicht erhöht. Daraus kann man schließen, dass die Herunterregulierung von ERCC1 und XPF die Reparaturkapazität von Doppelstrangbrüchen in Blasentumorzellen signifikant reduziert.

Ergebnisse

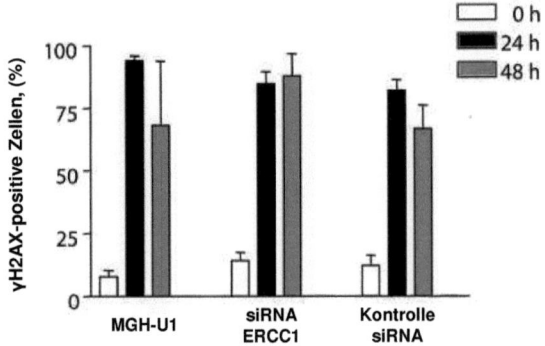

Abb. 3.3.3.2-2 Kinetik der γH2AX-Bildung und -Abnahme in Blasentumorzellen nach Herunterregulierung von ERCC1 und XPF

Die Blasentumorzellen MGH-U1 wurden mit anti-ERCC1 siRNA transfiziert. Als Kontrolle diente die Transfektion von MGH-U1-Zellen mit scrambled-siRNA. Nach der Transfektion erfolgte die Behandlung mit 6 µg/ml Cisplatin für 1 h. Der Nachweis von γH2AX erfolgte mittels Immunofluoreszenz. Für die Quantifizierung wurde die γH2AX-Fluoreszenzintensität der Proben aus drei unabhängigen Versuchen gemessen und mithilfe von Metafer-Software ausgerechnet.

3.3.3.3 Einfluss der Herunterregulierung von ERCC1 und XPF auf die Cisplatinsensitivität der Blasentumorzellen

In den vorherigen Versuchen wurde gezeigt, dass durch Herunterregulierung des ERCC1-XPF-Reparaturkomplexes die Reparaturkapazität von Blasentumorzellen reduziert wird. Es sollte nun überprüft werden, ob diese beobachtete Reduktion des Reparaturvermögens einen Einfluss auf die Resistenz der Tumorzellen hat. Zu diesem Zweck wurde die Apoptoserate von den Zellen untersucht, die eine verminderte Menge von ERCC1-XPF aufweisen. Für diese Experimente wurde die Blasentumorzelllinie MGH-U1 mit 10 nM siRNA anti-ERCC1 transfiziert. Als Kontrolle wurde mit "scrambled" siRNA transfiziert. 72 h nach der Transfektion wurden die Zellen mit 6 µg/ml Cisplatin behandelt, da zu diesem Zeitpunkt die beiden

Ergebnisse

Reparaturproteine reduziert vorliegen. Die Apoptoserate wurde 48 und 72 h nach Cisplatin-Behandlung gemessen. Die Ergebnisse zeigen, dass in den siRNA-ERCC1-transfizierten Zellen der Anteil an apoptotischen Zellen nach 48 h und 72 h in Vergleich zu den Kontrollzellen signifikant erhöht war (Abb. 3.3.3.3). Somit sensibilisierte Herunterregulierung der Reparaturproteine ERCC1 und XPF die Cisplatin-resistente Blasentumorzelllinie MGH-U1.

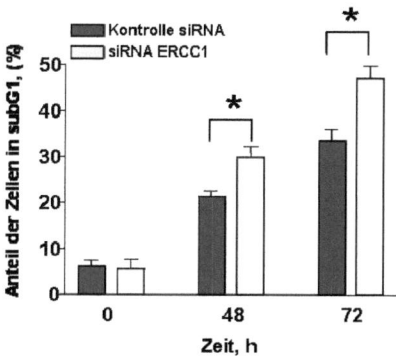

Abb. 3.3.3.3 Nachweis der Apoptose nach Herunterregulierung von ERCC1 und XPF in der Blasentumorzelllinie MGH-U1

Die Blasentumorzelllinie MGH-U1 wurde mit 10 nM siRNA-ERCC1 transfiziert und nach 72 h mit 6 µg/ml Cisplatin für 1 h behandelt. Als Kontrolle dienten MGH-U1 Zellen, die mit scrambled-siRNA transfiziert wurden. Die Zellen wurden 48 h und 72 h nach Cisplatin-Inkubation mit Ethanol fixiert und mit Propidium-Iodid gefärbt. Der Nachweis der apoptotischen Zellen erfolgte mittels Durchflusszytometrie. Die Apoptoserate ist als Anteil der Zellen in subG1-Fraktion dargestellt.

3.4 Apoptotische Signalweiterleitung in Testis- und Blasentumorzellen

3.4.1 Nachweis von pATM nach Behandlung mit Cisplatin in Testis- und Blasentumorzellen

DNA-Schädigung ist mit Einleitung einer DNA-Schadensantwort verbunden. Die darauf folgende Signalübermittlung spielt eine wichtige Rolle beim Zellzyklusstop oder beim Einsetzen der Apoptose in Zellen. In den folgenden Experimenten wurde untersucht, ob die Signalweiterleitung nach Cisplatin-Schäden in den untersuchten Zelllinien unterschiedlich abläuft. Die unterschiedliche Sensitivität von Testis- und Blasentumorzellen gegenüber Cisplatin lässt vermuten, dass in diesen zwei Tumorarten mehrere Signalschritte voneinander abweichen. Die Signalweiterleitung nach gentoxischer Einwirkung kann in drei Hauptabschnitte aufgeteilt werden: Erkennung des Schadens, Signalvermittlung und Ausführung. Eine Schlüsselrolle bei der Erkennung des Schadens spielen die Proteinkinasen ATM und ATR. Diese Kinasen werden infolge der DNA-Schadensentstehung phosphoryliert.

Ergebnisse

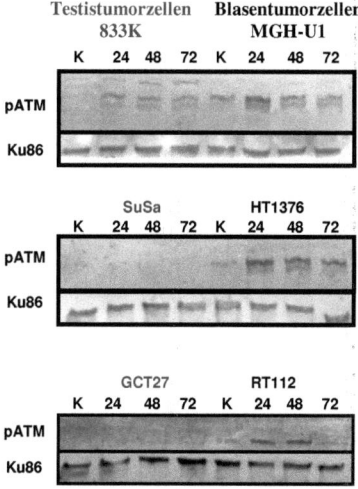

Abb. 3.4.1 Nachweis der pATM-Aktivierung in den Testis- und Blasentumorzellen nach Behandlung mit Cisplatin

Drei Testistumorzelllinien (833K, SuSa, GCT27) und drei Blasentumorzelllinien (MGH-U1, HT1376, RT112) wurden mit 6 µg/ml Cisplatin für 1 h behandelt. 24 h, 48 h oder 72 h nach Behandlung wurden Protein-Kernextrakte hergestellt. Die Menge an DNA-Schadenserkennungsprotein pATM wurde mittels Immunoblotting nachgewiesen. Als Ladekontrolle wurde Ku86 verwendet.

Zuerst wurde die Phosphorylierung der ATM-Kinase untersucht. Um die Kinetik der ATM-Phosphorylierung zu verfolgen, wurde die Phosphylierung von ATM nach Inkubation mit Cisplatin zu verschiedenen Zeitpunkten überprüft. Hierfür wurden die drei Testistumorzelllinien 833K, SuSa, GCT27 und drei Blasentumorzelllinien MGH-U1, HT1376, RT112 mit 6 µg/ml Cisplatin für 1 h behandelt und Kernextrakte 24 h, 48 h und 72 h nach Behandlung hergestellt. Die Phosphorylierung der ATM-Kinase wurde mittels Immunoblotting nachgewiesen. Als Ladekontrolle diente das Protein Ku86. Wie in Abbildung 3.4.1 gezeigt ist, wird ATM in allen drei Blasentumorzelllinien 24 h nach Cisplatinbehandlung phosphoryliert.

Diese Phosphorylierung geht nach 48 h deutlich zurück. Diese Ergebnisse korrelieren mit den Daten der H2AX-Phosphorylierung, die in den Blasentumorzellen MGHU1 nach 24 h ihren Höchstpunkt erreicht und nach 48 h abnimmt. Im Vergleich dazu findet in den Testistumorzellen entweder nur eine sehr schwache oder keine Phosphorylierung von ATM statt. Nur in einer der untersuchten Testistumorzelllinien 833K steigt die Menge von pATM nach 24 h leicht an und bleibt bis 72 h bestehen. In den zwei anderen Testistumorzelllinien SuSa und GCT27 konnte keine Phosphorylierung von ATM festgestellt werden.

3.4.2 Nachweis von pATR in 833K Testistumorzellen

Wie schon erwähnt, verursacht die Behandlung mit Cisplatin die Bildung von DNA Interstrang-Crosslinks. In proliferierenden Zellen führen die ICL zu einer stagnierenden Replikationsgabel. Um den Reparaturprozess einzuleiten, muss diese Art des Schadens von einer Proteinkinase ATR erkannt werden. ATR ist auf der Erkennung von Replikationsstress spezialisiert und wird infolge dessen phosphoryliert. Die Aktivierung von ATR nach Cisplatinbehandlung wurde in 833K Testistumorzellen und MGH-U1 Blasentumorzellen untersucht. Die Tumorzellen wurden mit 6 µg/ml Cisplatin für 1 h behandelt und 24 h, 48 h oder 72h nach der Behandlung geerntet. Phosphorylierung von ATR wurde mittels Immunoblotting nachgewiesen. Wie in Abbildung 3.4.2 gezeigt, wird pATR in 833K Testistumorzellen erst nach 48 h phosphoryliert, und diese Phosphorylierung bleibt auch nach 72 h bestehen.

Ergebnisse

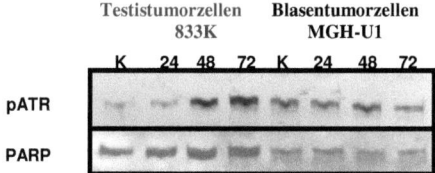

Abb. 3.4.2 Nachweis der Phosphorylierung von ATR nach Behandlung mit Cisplatin in Testis- und Blasentumorzellen
833K Testistumorzellen und MGH-U1 Blasentumorzellen wurden mit 6 µg/ml Cisplatin für 1 h behandelt. 24 h, 48 h oder 72 h nach Behandlung wurden Protein-Kernextrakte isoliert. Die Phosphorylierung des DNA-Schadenserkennungsproteins ATR wurde mittels Immunoblotting nachgewiesen. Als Ladekontrolle wurde PARP verwendet.

Im Unterschied dazu war keine signifikante Zunahme der Phosphorylierung von ATR in den Blasentumorzellen MGH-U1 zu sehen. Zudem war die Menge an phosphoryliertem ATR schon in den MGH-U1 Kontrollzellen leicht erhöht, nahm aber nach Cisplatin nicht weiter zu. Aus diesen Ergebnissen lässt sich schließen, dass die späte Aktivierung von pATR in den reparaturdefizienten Testistumorzellen möglicherweise auf die persistierenden ICL zurückgeführt werden kann. Durch das Fehlen eines von ERCC1-XPF vermittelten ICL-Entkopplungschrittes kommt es zur allmählichen Blockade der Replikationsgabeln und zur anhaltenden Phosphorylierung von ATR. Im Gegensatz dazu führt die funktionsfähige Crosslinkreparatur in Blasentumorzellen zur schnellen Prozessierung von Interstrang-Crosslinks und unverzügliche Entkopplung der ICL, wodurch dauerhafter Replikationsstress ausbleibt und somit keine signifikante Phosphorylierung von ATR stattfindet.

3.5. Untersuchung der Checkpoint-Aktivierung in Testis- und Blasentumorzellen

Um die durch Cisplatin hervorgerufenen DNA-Schäden zu entfernen, benötigen Zellen Zeit. Um zu gewährleisten, dass es nicht zu einer fehlerhaften Weitergabe der Basenabfolge der DNA an die Nachkommenzellen kommt, muss die Zellteilung gestoppt werden. Um den Zellzyklus zu arretieren, werden in den Zellen sogenannte Checkpoint-Kinasen Chk1 und Chk2 aktiviert. Die beiden Proteine haben zwar unterschiedliche Aufgaben, können sich aber gegenseitig ergänzen.

Nach der Entfernung der DNA-Schäden wird der Zellzyklusarrest wieder aufgehoben, wodurch die Zellproliferation ermöglicht wird. Um eine mögliche Rolle von Checkpoint-Kinasen und des von ihnen eingeleiteten Zellzyklusarrests bei der Signaltransduktion zu untersuchen, wurde die Aktivierung von Chk1 und Chk2 nach Cisplatinbehandlung in unserem Modell-Zellsystem untersucht.

3.5.1 Untersuchung der Phosphorylierung von Chk1 in Testis- und Blasentumorzellen

Zuerst wurde die Aktivierung von Chk1 untersucht. Die drei Testistumorzelllinien 833K, Susa, GCT27 und drei Blasenzelllinien MGH-U1, HT1376, RT112 wurden für 1 h mit 6 µg/ml Cisplatin behandelt. Nach 24 h, 48 h und 72 h wurde die Phosphorylierung des Serinrestes-317 von Chk1 mittels Immunoblotting nachgewiesen. Abbildung 3.5.1 zeigt repräsentative Immunoblots.

24 h nach Behandlung mit Cisplatin zeigte sich eine stärkere Phosphorylierung von Chk1 in den Testis- und Blasenzelllinien. Diese Aktivierung geht nach 48h in allen Zelllinien zurück. Nach 72 h war

keine über die Kontrolle hinausgehende Phosphorylierung mehr nachweisbar. Diese Ergebnisse wurden in drei unabhängigen Versuchen bestätigt. Die Immunoblots von allen Experimenten wurden mittels Densitometrie quantifiziert.

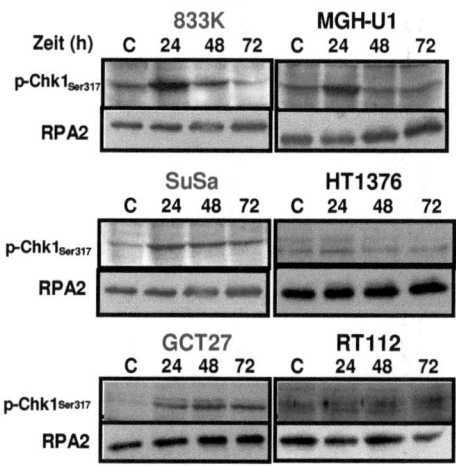

Abb. 3.5.1 Aktivierung der Chk1 in Testis- und Blasentumorzellen nach Behandlung mit Cisplatin
Ein repräsentatives Immunoblot des pChk1-Anstiegs. Nachweis der Aktivierung anhand der Phosphorylierung des Serinrestes-317. Die drei Testistumorzelllinien 833K, SuSa, GCT27 und drei Blasentumorzelllinien MGH-U1, HT1376 und RT112 wurden für 1 h mit 6 µg/ml Cisplatin behandelt und nach 24 h, 48 h und 72 h deren Gesamtzellextrakte isoliert. Als Ladekontrolle wurde RPA2 verwendet.

Die Quantifizierung ergab, dass pChk1 in sowohl Testis- als auch Blasenzelllinien um ca. zweifaches induziert wird. Daraus können wir schließen, dass die pChk1-Aktivierung, die mittels Phosphorylierung des Serinrestes-317 untersucht worden ist, sich für Testis- und Blasentumorzellen nicht unterscheidet.

3.5.2 Untersuchung der Phosphorylierung von Chk2 in Testis- und Blasentumorzellen

Die Testistumorzellen 833K, SuSa, GCT27 und die Blasentumorzellen MGH-U1, HT1376, RT112 wurden für 1 h mit 6 µg/ml Cisplatin behandelt und nach 24 h, 48 h und 72 h wurden Proteinextrakte hergestellt. Die Phosphorylierung von Chk2 wurde mittels Immunoblotting untersucht. Dazu wurde ein Antikörper verwendet, der gegen Phospho-Threonin-68 von Chk2 gerichtet ist. Diese Phosphorylierungsstelle stellt einen bekannten Aktivierungsmarker dar.

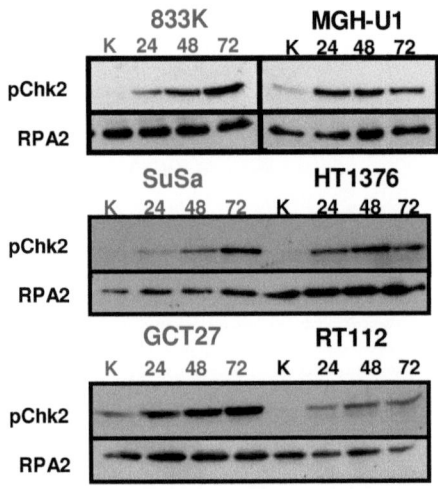

Abb. 3.5.2 Aktivierung der Chk2 in Testis- und Blasentumorzelllinien nach Behandlung mit Cisplatin
Drei Testistumorzelllinien (833K, SuSa, GCT27) und drei Blasentumorzelllinien (MGH-U1, HT1376, RT112) wurden für 1 h mit 6 µg/ml Cisplatin behandelt, nach 24 h, 48 h und 72 h wurden Gesamtzellextrakte hergestellt. Die Phosphorylierung von Chk2-Threonin-68 wurde mittels Immunoblotting nachgewiesen. Als Ladekontrolle wurde RPA2 verwendet.

Abbildung 3.5.2 zeigt repräsentative Beispiele für Immunoblots der 3 Testis- und 3 Blasentumorzellen. In allen untersuchten Zelllinien konnte die Aktivierung von Chk2 nachgewiesen werden. In den unbehandelten Zellen war keine Phosphorylierung zu sehen. Die Cisplatininkubation führte zu einem deutlichen Anstieg der pChk2 nach 24 h. Allerdings unterscheidet sich die Kinetik der pChk2-Zunahme in beiden Zelltypen. In den Testistumorzellen steigt die Menge von pChk2 auch nach 24 h weiter und erreicht den Höchststand nach 72 h. Dagegen bleibt der pChk2-Pegel in den Blasentumorzellen zu den Zeitpunkten von 24h und 48 h konstant und geht danach deutlich zurück. Diese Ergebnisse wurden in drei unabhängigen Experimenten bestätigt. Die Quantifizierung der Versuche erfolgte mittels Densitometrie. Diese Ergebnisse zeigen, dass die Testistumorzellen im Vergleich zu Blasentumorzellen eine viel stärkere Aktivierung der Checkpoint-Kinase Chk2 aufweisen. Dies korreliert mit der Kinetik der Bildung von Interstrang-Crosslinks und DSB. Daraus lässt sich schließen, dass obwohl die beiden Proteinkinasen Chk1 und Chk2 in den von uns untersuchten Zellen aktiviert werden, könnte nur die Phosphorylierung von Chk2 ein geeigneter Marker des Ausmaßes an DNA-Schädigung und -Reparatur sein.

3.6 Mitochondrialer apoptotischer Signalweg

Um die Rolle des mitochondrialen Signalweges bei der Einleitung der Apoptose in den im Projekt verwendeten Tumorzelllinien zu untersuchen, wurde die Aktivierung von p53 sowie von Bax, Noxa und Bcl-2 als Schlüsselproteine dieses Signalweges untersucht.

3.6.1 Expression von p53, Bax und Noxa nach Cisplatin-Behandlung in Testis- und Blasentumorzellen

Obwohl p53 in etwa 50 % aller Tumorarten seine Funktion verloren hat, ist es in testikulären Tumoren selten mutiert. Aus diesem Grund wird die erhöhte Sensitivität der Testistumoren gegenüber Cisplatin häufig auf eine Vorliegen von Wildtyp p53 zurückgeführt. Es wurde beobachtet, dass es nach UV-Bestrahlung zu einer starken Akkumulierung von p53 in Testistumorzellen kommt (B. Köberle, unveröffentliche Beobachtungen). Um die Rolle von p53 bei der Einleitung von der Cisplatin-induzierten Apoptose zu klären, wurde die Anreicherung von p53 in den Testis- und Blasentumorzellen nach der Behandlung mit Cisplatin untersucht.

Die drei Testistumorzelllinien 833K, SuSa, GCT27 und die drei Blasentumorzelllinien MGH-U1, HT1376, RT112 wurden für 1 h mit 6 µg/ml Cisplatin behandelt. Ganzzellextrakte wurden nach 24 h, 48 h und 72 h hergestellt und mittels Gelelektrophorese aufgetrennt. Der Nachweis von p53 erfolgte mithilfe Immunoblotting. Als Ladekontrolle diente Replikationsprotein RPA2.

In Abb. 3.6.1 ist gezeigt, dass p53 nach Cisplatin-Inkubation in den drei Testistumorzellen bereits nach 24 h akkumuliert. Am stärksten ist die p53-Induktion in den Zellen von SuSa und GCT27 ausgeprägt. Aber auch

Ergebnisse

in 833K-Zellen konnte die Stabilisierung von p53 gezeigt werden. Das p53-Signal persistierte in allen drei Testistumorzelllinien über die untersuchte Zeit von 72 h. In Gegensatz dazu konnte p53 in keiner der drei Blasentumorzelllinien nachgewiesen werden. Da es in den Testistumorzellen zur Stabilisierung von p53 nach Cisplatinbehandlung kam, wurde untersucht, ob dieser Effekt eine Hochregulierung von pro-apoptotischem Bax zur Folge hat. Wie in Abbildung 3.6.1 gezeigt ist, zeigten Testistumorzellen eine hohe Menge an Bax, die aber nicht durch Cisplatinbehandlung weiter zunahm. In den Blasentumorzellen war eine im Vergleich zu den Testistumorzellen geringere Menge von Bax zu sehen. Diese geringe Menge von Bax nahm auch nach Cisplatinbehandlung nicht zu.

Um die Rolle von weiteren pro-apoptotischen Proteinen bei der cisplatininduzierten Apoptose zu klären, wurde untersucht, ob der pro-apoptotische Faktor Noxa nach Behandlung mit Cisplatin induziert wird. Wie in Abbildung 3.6.1 gezeigt ist, zeigten Testistumorzellen hohe Mengen an Noxa, dies war sowohl bei den unbehandelten Kontrollzellen

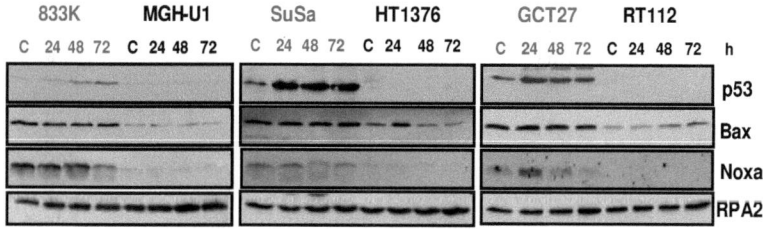

Abb. 3.6.1 Nachweis von p53, Bax und Noxa in Testis- und Blasentumorzellen

Drei Testistumorzelllinien (833K, Susa, GCT27) und drei Blasentumorzelllinien (MGH-U1, HT1376, RT112) wurden für 1 h mit 6 µg/ml Cisplatin behandelt. Nach 24 h, 48 h und 72 h wurde ein Ganzzellextrakt hergestellt. p53, Bax und Noxa wurden mittels Immunoblotting nachgewiesen. RPA2 diente als Ladekontrolle.

als auch bei den mit Cisplatin-behandelten Zellen zu beobachten. Cisplatin führte nicht zu einer Induktion von Noxa. Die Blasentumorzellen zeigten im Vergleich zu den Testistumorzellen eine geringere Expression von Noxa. Auch nach Cisplatin-Inkubation wurde keine Zunahme von Noxa in den Blasentumorzellen beobachtet.

3.6.2 Untersuchungen zur Translokation von Bax in die mitochondriale Membran

Die Untersuchung der Gesamtmenge von Bax in den Testistumorzellen ergab, dass dieses Protein durch die Behandlung mit Cisplatin transkriptionell nicht hoch reguliert wird. Eine wichtige Frage war nun, ob Bax in die mitochondriale Membran der Tumorzellen transloziert wird, was zu einer Ausbildung von Poren in der Membran führt (Leu et al., 2004; Mihara et al., 2003; Green und Evan, 2002).

Um zu untersuchen, ob Bax in die mitochondriale Membran transloziert, wurden die Testistumorzellen 833K, SuSa, GCT27 und die Blasentumorzellen MGH-U1, HT1376, RT112 für 1 h mit 6 µg/ml Cisplatin behandelt. Nach 24 h, 48 h und 72 h wurden mitochondriale Proteinextrakte hergestellt. Die Translokation von Bax wurde mittels Immunoblotting nachgewiesen. Als Ladekontrolle diente das mitochondriales Protein Tim44 („Translokator der Inneren Mitochondrialen Membran"). Repräsentative Immunoblots sind in Abbildung 3.6.2 zu sehen.

Ergebnisse

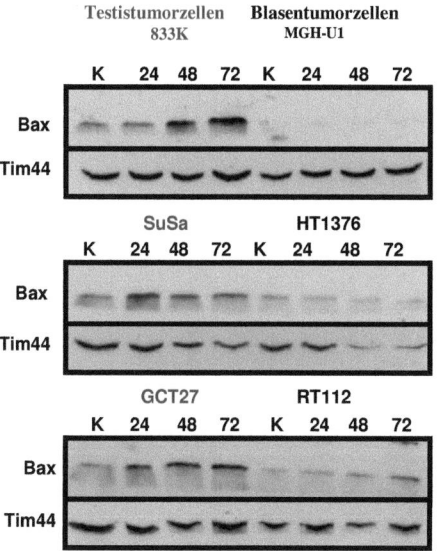

Abb. 3.6.2 Menge von Bax in der mitochondrialen Membran nach Cisplatinbehandlung
Drei Testistumorzelllinien (833K, SuSa, GCT27) und drei Blasentumorzelllinien (MGH-U1, HT1376, RT112) wurden für 1 h mit 6 µg/ml Cisplatin behandelt. Die Menge von Bax in der mitochondrialen Membran wurde nach 24 h, 48 h und 72 h mittels Immunoblotting untersucht. Als Ladekontrolle diente das mitochondriale Protein Tim44.

In den Testistumorzelllinien zeigte sich nach Cisplatin-Behandlung eine Zunahme von Bax in der mitochondrialen Membran. Bei Susa und GCT27 war diese Zunahme schon nach 24 h zu sehen, dies korreliert mit der Aktivierung von p53 zu dem gleichen Zeitpunkt. Bei der Zelllinie 833K kann die Zunahme von Bax in der mitochondrialen Membran 48 h nach Cisplatin-Behandlung beobachtet werden, was auch mit der Anreicherung von p53 in diesen Zellen übereinstimmt. In den Blasentumorzellen wurde keine Anreicherung von Bax in der Mitochondrienmembran beobachtet. In diesen Zellen ist Bax in der mitochondrialen Fraktion kaum detektierbar. Diese Ergebnisse weisen auf eine mögliche nicht-transkriptionelle Regulierung der Bax-

Translokation durch p53 in Testistumorzellen hin. Da die Aktivierung von p53 und die Anreicherung von Bax in der Mitochondrienmembran der Testistumorzellen zeitlich übereinstimmen, könnten die beiden Proteine direkt oder indirekt miteinander wechselwirken und somit die Durchlässigkeit von Mitochondrienmembran durch Ausbildung von Poren beeinflussen.

3.6.3 Nachweis der Expression von Bcl-2 in Testis- und Blasentumorzellen

Die Expression von Bcl-2 wurde in den Testistumorzelllinien 833K und SuSa und den Blasentumorzelllinien MGH-U1 und HT1376 nach Cisplatinbehandlung mittels Immunoblot untersucht. Repräsentative Immunoblots sind in Abbildung 3.6.3-1 gezeigt. Die Ergebnisse des Immunoblots zeigen, dass in keiner der beiden untersuchten Testistumorzelllinien das anti-apoptotische Protein Bcl-2 nachgewiesen werden konnte. Dagegen war Bcl-2 in den Blasentumorzellen nachweisbar. Nach Behandlung mit Cisplatin kam es in den Blasentumorzellen zu einer Reduktion von Bcl-2 in Abhängigkeit von der Zeit. Deutlich wird diese Abnahme nach 48 h, so dass nach 72 h die Menge von Bcl-2 in den beiden untersuchten Blasentumorzelllinien stark reduziert war.

Ergebnisse

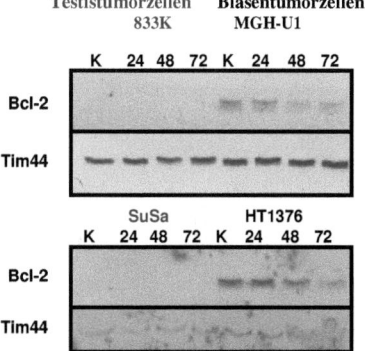

Abb. 3.6.3-1 Nachweis von Bcl-2 in der mitochondrialen Fraktion von Testis- und Blasentumorzellen

Zwei Testistumorzelllinien (833K, SuSa) und zwei Blasentumorzelllinien (MGH-U1, HT1376) wurden für 1 h mit 6 µg/ml Cisplatin behandelt. Die Menge von Bcl-2 in der mitochondrialen Membran wurde nach 24 h, 48 h und 72 h mittels Immunoblotting untersucht. Als Ladekontrolle diente das mitochondriale Protein Tim44.

Um zu überprüfen, ob die Abnahme von Bcl-2 in der mitochondrialen Membran auf einer Translokation in das Zytoplasma beruht, wurden zytosolische und mitochondriale Proteinextrakte hinsichtlich der Bcl-2-Menge untersucht (Abb. 3.6.3-2). Dafür wurden die Blasentumorzelllinien MGH-U1 und HT1376 für 1 h mit 6 µg/ml Cisplatin behandelt. Nach 24 h, 48 h und 72 h wurde die Menge an Bcl-2 in zytosolischen und mitochondrialen Fraktionen mittels Immunoblot untersucht. Als Ladekontrolle wurde neben dem mitochondrialen Protein Tim44 zusätzlich Erk2 benutzt, welches sowohl in zytosolischen als auch mitochondrialen Extrakten nachweisbar ist.

Ergebnisse

Auf dem Immunoblot ist zu sehen, dass Bcl-2 in den mitochondrialen Fraktionen der unbehandelten Zellen deutlich detektierbar ist und nach Cisplatinbehandlung langsam abnimmt. Allerdings konnte kein Bcl-2 in den zytosolischen Extrakten der unbehandelten Zellen nachgewiesen werden. Mittels Erk wurde eine gleichmäßige Ladung bestätigt (Abb. 3.6.3-2). Auch Inkubation mit Cisplatin führte nicht zu der entsprechenden Zunahme von Bcl-2 im Zytoplasma. Aus diesen Versuchen lässt sich schließen, dass Bcl-2 in Blasentumorzellen nach Behandlung mit Cisplatin nicht aus der Membran transloziert, sondern dort möglicherweise aktiv abgebaut wird. Ein möglicher Mechanismus der Degradation könnte eine Markierung von Bcl-2 durch noch unbekannte Faktoren für den Proteasom-Abbau sein.

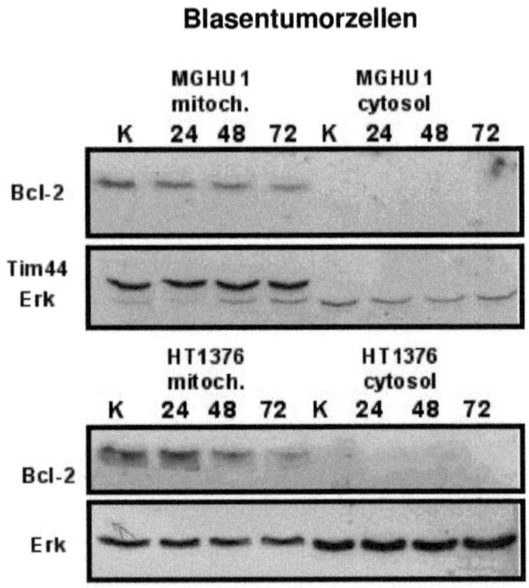

Abb. 3.6.3-2 Nachweis der Bcl-2-Abbau in der Mitochondrienmembran der Blasentumorzellen
Zwei Blasentumorzelllinien (MGH-U1, HT1376) wurden für 1 h mit 6 µg/ml Cisplatin inkubiert. Nach 24 h, 48 h und 72 h wurden zytosolische und mitochondriale Fraktionen hergestellt. Bcl-2 wurde mittels Immunoblot nachgewiesen. Als Ladekontrolle für die mitochondriale Fraktion diente das Protein Tim44. Zusätzlich wurde Erk2 als Ladekontrolle für zytosolische Fraktion verwendet.

4. Diskussion

4.1 Induktion der Apoptose in Testis- und Blasentumorzellen

Obwohl bekannt ist, dass Testistumorzellen auf DNA-schädigende Agenzien hypersensitiv reagieren, ist es wichtig festzustellen, ob diese erhöhte Sensitivität auf einer Induktion der Apoptose beruht oder aber durch andere zelluläre Reaktionen wie Nekrose verursacht wird. Aus diesem Grund wurde zunächst untersucht, ob Cisplatin in Testis- und Blasentumorzellen Apoptose induziert. Um die Induktion der Apoptose zu ermitteln, wurde der Anteil der Zellen, die sich nach Cisplatin-Behandlung in der subG1-Fraktion befinden, mittels Durchflusszytometrie gemessen.

Bei den in der vorliegenden Arbeit verwendeten Testistumorzelllinien 833K, SuSa und GCT27 führte Cisplatin zu einer dosis- und zeitabhängigen Induktion der Apoptose. Eine Sensitivität gegenüber Cisplatin-induzierter Apoptose wurde von Curtin und Mitarbeiter auch für die Testistumorzelllinie NT2/D1 gezeigt (Curtin et al., 2001). In dieser Studie zeigte sich ebenfalls, dass Apoptose bereits 48 h nach Behandlung mit Cisplatin induziert wurde. Im Unterschied dazu führte Cisplatin in den in dieser Arbeit verwendeten Blasentumorzelllinien MGH-U1, HT1376 und RT112 zu einer geringen, zeit- und dosisabhängigen Zunahme der Zellen in der subG1-Fraktion. Zudem fand die Apoptose-Induktion zu späteren Zeitpunkten (96-120 h) statt. Ein weiterer Marker für Apoptose sind PARP-1-Spaltprodukte. Nach Induktion der Apoptose wird PARP-1 durch Caspasen gespalten, und es entstehen typische Spaltprodukte, die mittels Immunoblotting nachgewiesen werden können.

Diskussion

In den Testistumorzellen konnte das typische 20 kDa Spaltprodukt schon nach 24 nachgewiesen werden, nach 48 und 72 h nahm das Signal weiter zu. Im Unterschied dazu konnten nach Behandlung mit Cisplatin keine PARP-1-Spaltuprodukte bei den Blasentumorzellen detektiert werden.

Der Befund, dass die Sensitivität von TGCT auf die Induktion des apoptotischen Zelltods zurückzuführen ist, wurde auch in einer Reihe von weiteren Studien erhoben. Spierings und Mitarbeiter zeigten in verschiedenen Testistumorzelllinien einen raschen zeitlichen Verlauf der Apoptose-Induktion nach Einwirkung von Cisplatin (Spierings et al., 2003). Dies ließ die Autoren vermuten, dass die Fähigkeit der TGCT-Zellen, den programmierten Zelltod einzugehen, eine inhärente Eigenschaft der Ursprungszellen ist. Kerley-Hamilton und Mitarbeiter haben durch den Einsatz von Gen-Expressions-Arrays die Zielgene, die nach Behandlung mit Cisplatin hochreguliert werden, in TGCT Zellen definiert. Für mehrere dieser Gen-Produkte, einschließlich FAS, TRAILR3, PHLDA3, LRDD und IER3, wurde beschrieben, dass sie in den induzierten apoptotischen Todesrezeptor-Weg involviert sind (Kerley-Hamilton et al., 2005). Darüber hinaus tritt spontane Apoptose während der normalen Spermatogenese als ein wichtiger, physiologischer Mechanismus auf, um die Qualität und Quantität der entstehenden Gameten zu kontrollieren (Blanco-Rodriguez, 1998; Braun, 1998; Print und Loveland, 2000; Richburg, 2000).

Zusammenfassend konnte somit gezeigt werden, dass die Cisplatin-Sensitivität der Testistumorzellen auf die Einleitung der Apoptose zurückzuführen ist, dies wurde durch zwei unabhängige Methoden der Apoptose-Messung nachgewiesen.

4.2 DNA-Reparatur als Resistenzfaktor in der Cisplatin-Therapie

Chemotherapie und Strahlentherapie werden bei der Behandlung von soliden Tumoren eingesetzt. Dabei ist Cisplatin eines der am häufigsten verwendeten Chemotherapeutika, das bei der Behandlung von testikulären Keimzelltumoren, Ovarialkarzinomen, Darmtumoren, Lungenkrebs und Kopf-Hals-Tumoren eingesetzt wird. Ein wichtiges, klinisches Problem bei der Therapie dieser Tumoren ist eine Resistenzentwicklung gegenüber platinierenden Agenzien (McGuire und Ozols, 1998, Ozols et al., 1993). Die Überwindung der Resistenz stellt somit den Schlüssel zur erfolgreichen Behandlung dieser Krankheit dar.

Der Mechanismus der Cisplatinresistenz ist multifaktorial. Eine Ansammlung von mehreren zellulären Veränderungen kann zu einem Platinum-resistenten Phänotypen führen (Reed, 1998). Die Zytotoxizität von Cisplatin ist direkt mit der Bildung von DNA-Schäden verbunden. Die Fähigkeit der Tumorzellen, diese DNA-Schäden zu erkennen und DNA-Reparatur einzuleiten, ist ein wichtiger Mechanismus für die therapeutische Resistenz, welcher die Effizienz der Behandlung negativ beeinflusst. Eine häufig zu diskutierende Frage ist, inwieweit die Reparatur von Cisplatin-DNA-Schäden zur Resistenz der Tumorzellen gegenüber Cisplatin beiträgt.

Einen wichtigen Hinweis darauf, dass die DNA-Reparatur bei der Entwicklung der Resistenz eine Schlüsselrolle spielt, liefern klinische Daten. Dabei zeigt sich eine negative Korrelation zwischen Ansprechrate der Tumoren nach Cisplatin-Therapie und der Kapazität der DNA-Reparatur in dem entsprechenden Tumorgewebe. So ist das nicht-kleinzellige Lungenkarzinom (NSCLC) häufig resistent gegenüber

Diskussion

Chemotherapie mit Cisplatin, diese Resistenz ist mit einer erhöhten Kapazität der Nukleotid-Exzisionsreparatur (NER) assoziiert (Bosken et al., 2002).

Daher hat die pharmakologische Inhibition der DNA-Reparatur das Potenzial, die Zytotoxizität von verschiedenen Chemotherapeutika zu verstärken. In den letzten Jahren wurden mehrere DNA-Reparaturproteine als vielversprechende Angriffsstellen für Pharmaka identifiziert. Medikamente, die diese Proteine gezielt inhibieren, haben in klinischen Studien einen bemerkenswerten antitumoralen Effekt als Kombinationspräparate mit verschiedenen Chemotherapeutika gezeigt. Dazu gehören z. B Inhibitoren der MGMT, PARP-Inhibitoren und Inhibitoren der Basen-Exzisionsreparatur, die sich bereits in der klinischen Entwicklung befinden (Middleton und Margison, 2003; Liu und Gerson, 2004; Bryant et al., 2005).

Die Untersuchung der DNA-Reparaturwege, die nach Cisplatin-Behandlung aktiviert werden, kann also zu einem besseren Verständnis und somit der Verbesserung der prädiktiven, prognostischen und therapeutischen Ziele in der Cisplatin-basierten Chemotherapie beitragen.

4.2.1 Rolle der Nukleotid-Exzisionsreparatur bei der Entfernung von Cisplatin-Schäden

Die zytotoxische Wirkung des Chemotherapeutikums Cisplatin führt man auf seine DNA-bindende Fähigkeit zurück. Die Behandlung von Zellen mit Cisplatin verursacht die Bildung von sowohl Intrastrang-Crosslinks als auch Interstrang-Crosslinks (ICL). Es ist allerdings nicht bekannt, welche Art der DNA-Schäden für die zytotoxische Wirkung von Cisplatin hauptsächlich verantwortlich ist. Intrastrang-Crosslinks sind die Hauptläsionen und machen circa 90% der Gesamtplatinierung aus.

Diskussion

Diese Schäden werden durch die Nukleotid-Exzisionsreparatur (NER) entfernt (Wood, 1996). Damit stellt die NER einen Hauptweg dar, durch den die Cisplatinläsionen direkt entfernt werden können und kann wesentlich zur Cisplatin-Resistenz beitragen.

Eine Reihe von publizierten Befunden weist auf eine mögliche Beeinträchtigung der DNA-Reparatur in Testistumorzellen hin. So wurde in den drei Testistumorzelllinien und drei Blasentumorzelllinien, die auch in dieser Arbeit als Modelsystem verwendet wurden, die Gesamt-Platinierung mittels atomischer Absorptionsspektroskopie untersucht (Köberle et al., 1997). Dabei wurde festgestellt, dass die Testistumorzellen die Gesamt-DNA-Platinierung viel langsamer aus dem Genom entfernen als die Cisplatin-resistenten Blasentumorzellen. Außerdem wurde die DNA-Reparatur in einzelnen, ausgewählten Genen mittels quantitativer PCR untersucht (Köberle et al., 1996). Dafür wurde die Induktion und die Entfernung der Schäden in definierten Regionen des transkribierten N-ras-Gens und des inaktiven CD3δ-Gens analysiert. Auch diese Daten über die Reparatur in einzelnen Genen zeigten, dass die Blasentumorzellen reparaturfähig und die Testistumorzellen reparaturdefizient sind. Da die Cisplatin-Intrastrang-Crosslinks, die als Substrat für die NER dienen, circa 90 % der Gesamt-Platinierung ausmachen, könnte man aus den oben genannten Befunden auf eine NER-Defizienz schliessen.

Um die Rolle der NER bei der Entfernung von Cisplatin-Läsionen zu klären, wurde in der vorliegenden Arbeit die Kapazität der NER nach Behandlung mit Cisplatin in den Testistumorzellen untersucht. Dafür wurde ein Antikörper verwendet, der DNA-Guanin-Guanin-Crosslinks (GpG-Crosslink), die einen Großteil der Cisplatin-Schäden ausmachen, spezifisch erkennen kann. Die Testistumorzelllinien 833K und SuSa und

Diskussion

die Blasentumorzelllinie MGH-U1 wurden hinsichtlich ihrer Fähigkeit, GpG-Crosslink zu entfernen, vergleichend untersucht. Als negative Kontrolle diente die Fibroblastenzelllinie XP12RO. Diese Zelllinie ist dadurch gekennzeichnet, dass ihr das XPA-Protein fehlt, wodurch die erfolgreiche Durchführung der NER nicht möglich ist. Es zeigte sich, dass die Blasentumorzellen GpG-Crosslink effizient entfernen konnten. Dies wurde auch bei den beiden Testistumorzelllinien 833K und SuSa beobachtet. Bei 833K-Zellen waren 35 % der GpG-Crosslink 24 h nach Cisplatin-Behandlung entfernt, bei SuSa-Zellen betrug die Abnahme 39 %. Da eine Entfernung von GpG-Crosslink um mehr als 35 % als Reparatureffizient betrachtet wird, ist die NER in Testistumorzellen offensichtlich nicht beeinträchtigt (De Silva et al., 2002).

In einer umfangreichen Studie wurden die Mengen der NER-Proteine XPA-, XPF- und ERCC1, die eine wichtige Rolle bei der Erkennung und Entfernung der Cisplatin-Intrastrang-Crosslinks aus dem DNA-Strang spielen, analysiert. Dabei wurden 35 Zelllinien, die von verschiedenen Tumorarten wie Testis-, Blasen-, Prostata-, Cervix-, Brust-, Lungen- und Ovarien, stammen, miteinander verglichen (Welsh et al., 2004). Diese Untersuchung ergab, dass die Expression der NER-Schlüsselproteine ERCC1, XPF und XPA in den Testistumorzellen in Vergleich zu den anderen Tumorzelllinien sehr niedrig war. So betrug die Menge an XPA-Protein circa 20 %, für ERCC1 und XPF lag die Menge bei circa 30 % der bei anderen Tumorzelllinien gemessenen Expression.

Wie kann man nun die funktionsfähige NER in Testistumorzellen trotz der niedrigen Menge der wichtigen NER-Proteine XPA und ERCC1-XPF in diesem Zelltyp erklären? Es scheint, dass auch die stark reduzierte Menge an XPA und ERCC1-XPF für die Reparatur von GpG-Crosslinks ausreicht. Diese Annahme wird bestätigt durch Untersuchungen, in denen

Diskussion

in XPA-defizienten XP12RO-Zellen das XPA-Protein überexprimiert wurde (Köberle et al., 2006). In diesen Zellen wurde mithilfe eines Tet-regulierten Expressionssystems mittels Doxycyclin-Repression die genaue Menge an XPA-Molekülen ermittelt, welche notwendig ist, um NER durchzuführen. Dazu wurde zuerst das XPA-Protein überexprimiert, danach wurde die Menge von XPA schrittweise reduziert, um zu erfassen, welche Menge von XPA-Molekülen limitierend für die Durchführung der NER ist. Diese Arbeit zeigte, dass erst die Reduktion des XPA-Proteins auf 10.000 Moleküle pro Zelle zu einer Beeinträchtigung der NER führte (Köberle et al., 2008). 10.000 Moleküle XPA pro Zellen entsprechen circa 10 % des normalen Levels an XPA-Protein. In der Testistumorzelllinie 833K wurden etwa 27.500 XPA-Molekülen pro Zelle gemessen, und diese Menge ist offensichtlich ausreichend, um eine effiziente NER durchzuführen. Obwohl bislang keine Daten vorliegen, ab welcher Molekülmenge ERCC1 und XPF limitierend für NER werden, scheint die in den Testistumorzellen gemessene Menge für die NER ausreichend zu sein. Die in der vorliegenden Arbeit erhobenen Befunde weisen jedenfalls darauf hin, dass die NER in Testistumorzellen trotz niedriger Menge an XPA, ERCC1 und XPF nicht beeinträchtigt ist.

Diese Ergebnisse stehen jedoch im Widerspruch zu Daten, die bei Verwendung von Tumorzellextrakten erhoben wurden (Köberle et al., 1999). In diesen Untersuchungen wurde ein Plasmid mit einem spezifischen Platinierungsschaden (1,3-Intrastrang GpG-Crosslink) zu Extrakten, die aus Tumorzellen hergestellt wurden, gegeben, und es wurde untersucht, ob diese Extrakte den Inzisionsschritt der NER durchführen können. Die Ergebnisse zeigten, dass die Menge der Inzisionsprodukte, die von Extrakten der Testistumorzellen gebildet wurde, nur circa 10 % der von Blasentumorzellextrakten gebildeten

Diskussion

Inzisionsproduktmenge ausmachte. Dies lässt auf eine NER-Defizienz schliessen. Durch Zugabe der NER-Proteine XPA und ERCC1-XPF zu den aus Testistumorzellen gewonnenen Extrakten konnte die Menge der Inzisionsprodukte deutlich gesteigert werden. Aus diesen Befunden wurde geschlossen, dass Testistumorzellen defizient für NER sind, wobei die reduzierten Mengen an XPA und ERCC1-XPF dosislimitierend sind. Der Widerspruch zur Schlussfolgerung der vorliegenden Studie, wonach Testistumorzellen NER profizient sind, könnte im experimentellen Ablauf der *in vitro* Studien mit den Extrakten liegen. Hierbei wurde zur Messung der NER-Kapazität das Plasmid nur für eine relativ kurze Zeit (30 min) mit den Extrakten inkubiert und dann die NER Kapazität bestimmt. Möglicherweise ist eine effiziente NER unter diesen Bedingungen wegen der niedrigen Menge an XPA und ERCC1-XPF aber nicht möglich.

NER entfernt nicht nur Cisplatin-Läsionen, sondern auch sperrige DNA-Addukte, die z. B durch UV-Strahlung entstehen. Die Analyse der Reparatur dieser Photoprodukte lässt Schlüsse über die NER-Kapazität von Zellen ziehen. Der Vorteil der Untersuchungen von UV-Schäden gegenüber Cisplatin-Schäden besteht darin, dass die Induktion von UV-Schäden nicht von zellulären Faktoren wie Substanz-Aufnahme und -Detoxifizierung beeinflusst wird. Aus diesem Grund wurde in verschiedenen Tumorzellen die Entfernung von UV-induzierten Cyclobutane-Pyrimidine-Dimeren (CPDs) und (6-4)-Photoprodukten (6-4-PP) aus der genomischen DNA mittels Immuno-Slot-Blot-Assay untersucht (Köberle et al., 2008). Dabei zeigte sich, dass die Testistumorzelllinie 833K UV-induzierte Photoprodukten aus dem Gesamtgenom entfernen konnte, die Reparatur war ähnlich effizient wie in MGH-U1 Blasentumorzellen. Auch eine Überexpression des NER-Proteins XPA auf das 10-fache der normalen Menge erhöhte die

Diskussion

Entfernungsrate der Photoprodukte nicht. Diese Ergebnisse über die Reparatur von UV-Schäden unterstützen die Befunde der vorliegenden Arbeit, wonach Testistumorzellen profizient für NER sind.

Zusammenfassend kann also aus eigenen Befunden und aus publizierten Daten geschlossen werden, dass die NER in Testistumorzellen nicht beeinträchtigt ist.

4.2.2 Bedeutung der Crosslink-Reparatur als kritische Determinante der Cisplatin-Sensitivität

DNA-Crosslinker präsentieren eine Gruppe der effizientesten Chemotherapeutika, zu welchen Cyclophosphamid, Ifosfamid, Psoralen, Mitomycin C, Melphalan und Cisplatin gehören, die seit Jahrzenten als Antikrebsmedikamente eingesetzt werden. Zwar betragen die von Cisplatin induzierten Interstrang-Crosslinks (ICL) nur circa 5 % der gesamten Cisplatin-Läsionen (Pera et al., 1981; Eastman, 1986). Trotzdem stellen ICL eine enorme Herausforderung für die Zelle dar, da sie durch die kovalente Bindung der beiden DNA-Stränge wichtige metabolische Prozesse an der DNA stören können. Die daraus folgende Inhibition der DNA- und RNA-Synthese gilt als Hauptursache der Zytotoxizität nach Einwirkung von crosslinkenden Agenzien (Salles et al., 1983). Es wird geschätzt, dass circa 40 ICL in einem Säugetiergenom eine Zelle abtöten können, wenn sie nicht repariert werden (Lawley und Phillips, 1996). Somit ist die Zytotoxizität von Cisplatin eng mit der Formation von ICL assoziiert (Zwelling et al., 1979; Erickson et al., 1981).

Diskussion

4.2.2.1 Die Rolle der Crosslink-Reparatur in Testistumorzellen

ICL werden mittels Crosslink-Reparatur entfernt (McHugh et al., 2001). Es war bislang nicht bekannt, welche Rolle die Crosslink-Reparatur in Testistumorzellen für deren Chemosensitivität spielt. Die Kapazität der ICL-Reparatur in diesem Tumortyp wurde erstmalig in der vorliegenden Arbeit untersucht.

Um die Crosslinks in den untersuchten Zelllinien zu detektieren und zu quantifizieren, wurde der Comet-Assay verwendet. Die Messung von ICL in Zelllinien oder Tumorproben ist, zumindest zum heutigen Zeitpunkt, eine Herausforderung. Wie schon erwähnt, ist es durch Anwendung von atomischer Absorptionsspektroskopie möglich, die Gesamtschäden nach Anwendung von Cisplatin zu analysieren. Jedoch ist es für viele DNA-schädigenden Agenzien nicht möglich, die Zellensensitivität oder die klinische Ansprechbarkeit von Tumoren direkt mit der Menge von kritischen Läsionen wie ICL zu korrelieren (Hartley et al., 1993, Reed, 1996). Obwohl sensitive Methoden, wie alkaline Elution, für die Detektion von ICL in vitro existieren, sind sie für die Anwendung in der Klinik nicht geeignet (Kohn et al., 1981). Die große Anzahl an Zellen, die für alkaline Elution erforderlich ist, und die Komplexität der Methode machen es unmöglich, Untersuchungen an vielen Proben durchzuführen. Eine gute Alternative zur alkalinen Elution bietet der Comet-Assay. In der vorliegenden Arbeit wurde die Kapazität der Crosslink-Reparatur mittels Comet-Assay untersucht, um zu sehen, ob die Crosslink-Reparatur in Testistumorzellen beeinträchtigt ist und dann möglicherweise für die erhöhte Sensitivität der Zellen eine Rolle spielt. In diesen Experimenten wurde die Anzahl der ICL 7 und 24 h nach Behandlung mit Cisplatin in verschiedenen Zelllinien gemessen. Der Zeitpunkt 7 h wurde gewählt, weil aus Experimenten mit alkaliner

Diskussion

Elution bekannt war, dass das Maximum der ICL-Bildung zwischen 7 und 9 h nach Cisplatinbehandlung liegt (B. Köberle, persönliche Mitteilung). Auch publizierte Befunde in Ovarialkarzinomzellen weisen darauf hin, dass der Peak der Crosslink-Bildung circa 9 h nach Cisplatinbehandlung liegt (Wynne et al., 2007).

Die Behandlung von Testis- und Blasentumorzellen mit steigender Dosis von Cisplatin zeigte eine lineare Zunahme der Bildung der ICL. Die Linearität der Zunahme bestätigt, dass der Comet-Assay eine sensitive Methode ist, um die ICL-Bildung in Abhängigkeit von verschiedenen Cisplatin-Konzentrationen zu messen. Für die Experimente wurde die Konzentration von 15 µg/ml gewählt, da bei dieser Dosis die Bildung von ICL gut detektierbar ist und sich die Zunahme noch im linearen Bereich befand. Auch in anderen Arbeiten beobachtete man eine lineare Zunahme an ICL mit steigenden Konzentrationen von Crosslinkern. So wurde in humanen Lymphozyten mittels Comet-Assay die lineare Abhängigkeit zwischen der Menge an ICL und der Dosis von Chlorambucil, einem Medikament auf Stickstoff-Lost-Basis, über einen breiten Dosisbereich festgestellt (Hartley et al., 1999). In Plasmazellen von Patienten mit multiplem Myelom wurde ebenfalls ein linearer Effekt der steigenden Dosis des Crosslinkers Melphalan auf die Formation von ICL beobachtet (Spanswick et al., 2002).

Die lineare Abhängigkeit verläuft sowohl in den Testis- als auch in den Blasentumorzellen ähnlich. Der einzige Unterschied besteht darin, dass 833K Testistumorzellen im Vergleich zur Blasentumorzelllinie MGH-U1 mit jeder Cisplatin-Konzentration eine etwas höhere Menge an ICL aufweisen. Das könnte möglicherweise mit einer schnelleren Reparatur von Cisplatin-Monoaddukten in den Blasentumorzellen

Diskussion

zusammenhängen. Diese Monoaddukte dienen als Ausgangsbasis für die Bildung der ICL.

Die ICL-Reparaturkapazität wurde in den Testistumorzelllinien 833K und SuSa und in der Blasentumorzelllinie MGH-U1 miteinander verglichen. In diesen Experimenten wurde auch die ERCC1-defiziente CHO-Zelllinie 43-3B verwendet, die als negative Kontrolle diente. Durch das Fehlen von ERCC1 sind 43-3B Zellen defizient für die ICL-Reparatur. Es zeigte sich, wie erwartet, in 43-3B Zellen keine Abnahme der Cisplatin-induzierten ICL nach 24 h. In MGH-U1 Blasentumorzellen waren 24 h nach Cisplatinbehandlung deutlich weniger ICL vorhanden als 7 h nach Behandlung, d.h. diese Zellen konnten ICL entfernen und sind somit profizient für ICL-Reparatur. Hingegen waren die Testistumorzelllinien defizient für ICL-Reparatur, wenn auch in unterschiedlichem Maße. Bei der Zelllinie 833K wurde keine ICL-Reparatur beobachtet. Der leichte Rückgang der Anzahl an ICL bei den SuSa-Testistumorzellen zeigte, dass sie den Schaden zum Teil entfernen können, jedoch weit weniger effizient als die Blasentumorzelllinie MGH-U1. Die ICL-Reparatur-Ergebnisse der SuSa-Zelllinie korrelieren mit den Ergebnissen der Reparatur der Gesamt-Platinierung. Die durch atomische Absorptionsspektroskopie gewonnenen Daten demonstrierten nach 24 h eine moderate Entfernungsrate der Gesamt-Platinierung in der SuSa-Zelllinie, die leicht höher war als bei zwei weiteren untersuchten Testistumorzelllinien (Köberle et al., 1997). Zusammenfassend zeigten die Experimente, dass Testistumorzellen eine Beeinträchtigung in der Reparatur der ICL aufweisen, während Blasentumorzellen profizient für die Reparatur dieses Schadenstyps sind.

Auch Arbeiten mit anderen Crosslinker wie Melphalan, welches ein häufig verwendetes Medikament bei der Behandlung von Patienten mit multiplem Myeloma ist, zeigten die Bedeutung der ICL als kritische, zytotoxische Läsionen (Spanswick et al., 2002). In dieser Studie haben die Autoren die Bildung und Reparatur von ICL in Plasmazellen von unbehandelten Patienten (naive) und Patienten, die mit Melphalan behandelt wurden, mittels Comet-Assay untersucht. Es wurden deutliche Unterschiede in der ICL-Reparatur beobachtet. Während die Zellen von naiven-Patienten keine Reparatur zeigten, wiesen die Zellen von vorbehandelten Patienten 40 h nach *in vitro*-Behandlung mit Melphalan 42 % bis 100 % Reparatur auf. Dabei korrelierte die *in vitro* Sensitivität der Plasmazellen gegenüber Melphalan mit dem Ausmaß der ICL-Reparatur. Dieser Befund deutet ebenfalls auf eine wichtige Rolle der ICL-Reparatur für die Wirksamkeit eines DNA-Crosslinkers hin.

4.2.2.2 γH2AX als Marker von Doppelstrang-Brüchen in Testis- und Blasentumorzellen

H2AX ist ein Histon, das speziell am Ser-139 nach Entstehung von Doppelstrang-Brüchen (DSB) phosphoryliert wird (Modesti und Kanaar, 2001; Rogakou et al., 1998). Dieser Marker entsteht an den Stellen von DNA-DSB, was zu klar definierten γH2AX -Foci führt, die durch Immunfärbung mit einem Antikörper gegen das Phospho-Epitop detektiert werden können (Rogakou et al., 1999). In einer Studie von Clingen und Mitarbeitern wurden die H2AX-Phosphorylierung nach Behandlung mit ICL-induzierenden Agenzien untersucht und die Frage gestellt, ob γH2AX ein geeigneter Marker zur Identifizierung potentieller ICL sein könnte (Clingen et al., 2008). Ein Vorteil der Verwendung von γH2AX-Immunfluoreszenz gegenüber dem Comet-Assay wäre, dass die Erkennung von γH2AX-Foci durch Immunfluoreszenz-Mikroskopie routinemäßig mit 6-10 x geringeren Konzentrationen von Cisplatin im

Diskussion

Vergleich zum Nachweis von ICL mit dem Comet-Assay erfolgen kann. In Experimenten von Clingen und Mitarbeitern, die normale humane Fibroblasten mit Stickstoff-Lost (HN_2) oder Cisplatin behandelten, wurde gezeigt, dass das Maximum an γH2AX-Foci 2-3 h nach dem Maximum an ICL zu sehen ist (Clingen et al., 2008). HN_2- oder Cisplatin-induzierte γH2AX-Foci blieben deutlich länger in ERCC1- oder XRCC3- (homologe Rekombination) defekten CHO-Zellen bestehen. Auch in chemosensitiven humanen A2780 Ovarialkarzinom-Zellen persistierten γH2AX-Foci nach Behandlung mit Cisplatin oder HN2 deutlich länger im Vergleich zu chemoresistentem A2780cisR-Zellen. Diese Ergebnisse zeigen, dass γH2AX ein hochsensitiver Marker ist, der benutzt werden kann, DSB zu erkennen, die mit der Bildung oder Prozessierung der ICL assoziiert sind.

In der vorliegenden Arbeit wurde die Entstehung und Entfernung von ICL mit Hilfe von γH2AX-Färbung in den Testistumorzelllinien 833K und SuSa und der Blasentumorzelllinie MGH-U1 nach Behandlung mit Cisplatin untersucht. Diese Untersuchungen sollten zeigen, ob die ICL-Reparaturdefizienz, die mittels Comet-Assay in den Testistumorzelllinien beobachtet wurde, sich mit Hilfe einer weiteren Methode bestätigen ließ. In MGH-U1 Blasentumorzellen waren 24 h nach Behandlung über 90% der Zellen positiv für γH2AX. Der Prozentsatz der γH2AX-positiven Zellen ging 48 und 72 h nach der Behandlung deutlich zurück. Im Gegensatz dazu wurden in Testistumorzellen die γH2AX-Foci langsamer gebildet. Der höchste Prozentsatz an γH2AX wurde nach 48 h festgestellt. Anders als in Blasentumorzellen blieb der Prozentsatz an γH2AX-positiven Zellen auch 48 und 72 h nach Behandlung mit Cisplatin in 833K und SuSa Testistumorzellen bestehen. Offensichtlich konnten die Testistumorzellen die Cisplatin-induzierten ICL nicht korrekt prozessieren, was dazu führte, dass γH2AX Foci persistierten. Diese Beobachtungen unterstützen die im Comet-Assay erhobenen Befunde, wonach Testistumorzellen eine Beeinträchtigung bei der Reparatur der ICL aufweisen.

In einer Studie von Niedernhofer und Mitarbeitern wurde die Cisplatin- und Mitomycin C (MMC)-induzierte ICL-Reparatur in embryonalen Maus-Fibroblasten ebenfalls anhand der Phosphorylierung von Histon-Variante γH2AX als Marker der DSB verfolgt (Niedernhofer et al., 2004). Die Behandlung von Zellen mit MMC induzierte γH2AX und erhöhte die Menge an DSB, wie durch Puls-Feld-Gelelektrophorese nachgewiesen wurde. In ERCC1 (-/-) Zellen, die defizient für die Reparatur von ICL sind, persistierten MMC-induzierte γ-H2AX mindestens 48 h länger als in Wildtyp-Zellen, was darauf hinweist, dass in Abwesenheit der ICL-Reparatur die Entfernung von DSB verhindert wurde, was zu persistierenden γH2AX führte.

Gemeinsam zeigen diese Ergebnisse, dass γH2AX ein guter Marker ist, DSB nachzuweisen, die bei der Prozessierung von ICL entstehen. Zum anderen deutet die Persistenz der γH2AX-Foci nach der Bildung von ICL auf eine defekte Prozessierung dieser ICL infolge der fehlende ICL-Reparatur hin. Diese Daten unterstützen somit die Hypothese einer defizienten ICL-Reparatur in Testistumorzellen. Somit wurde in dieser Arbeit zum ersten Mal gezeigt, dass die Testistumorzellen in Vergleich zu Blasentumorzellen in der Reparatur von ICL defizient sind. Diese Reparatur-Defizienz könnte, zumindest zu einem Teil, für die Sensitivität der Testistumorzellen gegenüber Cisplatin verantwortlich sein.

Die Reparatur von DSB wurde in verschiedenen Stadien der Keimzellentstehung der murinen männlichen Keimzellen in einer Studie

Diskussion

von Ahmed und Mitarbeitern untersucht (Ahmed et al., 2007). Es zeigte sich, dass sich die Reparatur von IR-induzierten DSB in den Keimzellen von der Reparatur der somatischen Zellen unterscheidet. Die am wenigsten effiziente DSB-Reparatur wurde in frühen Formen mänlicher Keimzellen (Spermatogonien und Spermatozyten) gefunden (40% der Reparatur nach 16 h). In den reiferen Formen (Pachytän-, Diplotän-Spermatozyten und runde Spermatiden) nahm die Reparaturkapazität zu (70 % nach 16 h). Diese Reparatur-Rate in den Keimzellen ist deutlich niedriger als in somatische Zellen, in denen 2 h nach Bestrahlung 70% der Schäden repariert waren. Diese Daten belegen, dass auch gesunde Keimzellen eine niedrigere Reparatur-Effizienz in Vergleich zu somatischen Zellen aufweisen. Von den Autoren wurde geschlossen, dass es aus evolutionärer Sicht eher vorteilhaft sein kann, wenn Keimzellen durch DNA-Schäden sterben als dass das Risiko eingegangen wird, durch möglicherweise fehlerhafte Reparatur DNA-Defekte an Nachkommen zu übertragen (Ahmed et al., 2007).

4.3 Modifizierungen der Toxizität in Testis- und Blasentumorzellen

Welche Faktoren könnten nun für die ICL-Reparaturdefizienz in Testistumorzellen verantwortlich sein? Wie bereits erwähnt, wurde in den Testistumorzellen eine reduzierte Menge der NER-Proteine ERCC1 und XPF nachgewiesen (Welsh et al., 2004). ERCC1-XPF gehören zu den Schlüsselproteinen der NER, scheinen aber auch eine wichtige Rolle bei der ICL-Reparatur zu spielen (Busch et al., 1997; Kuraoka et al., 2000). Mehrere Studien zeigen die duale Rolle der Endonuklease ERCC1-XPF in sowohl NER- als auch ICL-Reparatur. Experimente in CHO-Zellen (Hamsterzelllinien), die Mutationen in einzelnen NER-

Diskussion

Genen (wie XPB, XPD, XPG, ERCC1 und XPF) aufweisen, zeigten, dass diese Zelllinien sensitiv gegenüber Cisplatin sind (De Silva et al., 2002). Dabei zeigten Zelllinien mit ERCC1- und XPF-Mutationen eine sehr viel höhere Sensitivität im Vergleich mit anderen NER-Mutanten. Auch mit weiteren Crosslinkern wie z.B. Mitomycin C wurde gezeigt, dass ERCC1- und XPF-Mutanten von CHO-Zelllinien im Vergleich zu den anderen XP-Mutanten hypersensitiv gegenüber Mitomycin C sind (Hoy et al., 1985).

Experimente, die an menschlichen, von Patienten abgeleiteten Fibroblasten durchgeführt wurden, führten zu ähnlichen Schlüssen (Clingen et al., 2007). So wurde an primären Fibroblasten von XPF-Patienten gezeigt, dass diese im Vergleich zu normalen Zellen eine 3- bzw. 5-fach höhere Sensitivität gegenüber Crosslinkern aufweisen. Somit scheint verminderte ICL-Reparatur aufgrund reduzierter Mengen an ERCC1-XPF ein Faktor zu sein, der die zelluläre Sensitivität gegenüber Cisplatin und anderen Crosslinkern bedingt. Diese Literaturdaten lassen vermuten, dass die ERCC-XPF-Reduktion eine Ursache für die verminderte Crosslink Reparatur-Kapazität in Testistumorzellen sein könnte.

Deswegen wurde in der vorliegenden Studie untersucht, ob die reduzierten Mengen von ERCC1-XPF eine Ursache für die ICL-Reparaturdefizienz und Cisplatin-Sensitivität der Testistumorzellen sind. Dazu wurde ERCC1-XPF in 833K Testistumorzellen überexprimiert und der Effekt der Expression auf die ICL-Reparatur und Cisplatin-Sensitivität untersucht.

Diskussion

4.3.1. Überexpression des ERCC1-XPF-Reparaturfaktors in Testistumorzellen

Wie unten genauer dargestellt, wird bei Fragestellungen hinsichtlich der Rolle des ERCC1-XPF-Komplexes sehr oft nur eines der beiden Proteine des Komplexes überexprimiert: entweder das ERCC1- oder das XPF-Protein. Jedoch wurde gezeigt, dass eine ERCC1-Überexpression nur dann zur Akkumulierung von XPF führt, wenn XPF auch exprimiert wird (Yagi et al., 1998a). Beide Proteine stabilisieren sich durch Bindung aneinander. ERCC1- und XPF-Proteine sind unstabil und werden ohne Partner schnell abgebaut (Yagi et al., 1998b). In XPF-Mutanten wird ERCC1 mRNA zwar exprimiert, das Protein aber dann proteosomal abgebaut, da XPF fehlt, um es zu stabilisieren. Derselbe Mechanismus liegt bei ERCC1-Mutanten vor. Um beide Proteine zu exprimieren, wurde deswegen in der vorliegenden Arbeit ein bicistronischer Säugertier-Expressionsvektor pEF6 (XPF-IRES-ERCC1) benutzt, der die cDNA von beiden Proteinen ERCC1 und XPF enthält. Die Immunoblot-Analyse zeigte, dass damit beide Proteine überexpreimiert werden konnten, die Überexpression war zudem über 96 h konstant.

Die Überexpression von ERCC1-XPF in 833K-Zellen führte zur Reparatur Cisplatin-induzierter ICL. Wenn die Zellen nur mit dem Transfektions-Reagenz (mock-Transfektion) oder mit Kontrollvektor transfiziert wurden, fand keine Reparatur der ICL statt. Statistische Analyse bestätigte die Differenz in der ICL-Reparatur zwischen 833K-parentalen Zellen und ERCC1-XPF-überexprimierenden Zellen ($p \leq 0{,}001$). Diese Daten zeigen, dass die Überexpression von ERCC1-XPF den ICL-Reparatur-Defekt in Testistumorzellen zumindest teilweise aufhebt. Daraus kann man schliessen, dass die ICL-Reparaturdefizienz

Diskussion

der Testistumorzellen durch die reduzierte Menge an ERCC1-XPF vermittelt wird. Es stellt sich nun aber die Frage, warum die reduzierte Menge von ERCC1-XPF für die Durchführung der NER dennoch ausreichend ist (siehe 3.2.3). Wie erwähnt, ist nicht bekannt, welche Menge von ERCC1-XPF für NER als limitierend betrachtet wird. Für das NER Protein XPA wurde gezeigt, dass die Proteinmenge auf ein Zehntel der normalen Menge reduziert werden musste, damit XPA limitierend für NER wird (Köberle et al., 2006). Es wurde auch gezeigt, dass die vorübergehende Teilnahmezeit von XPA an einem einzigen NER-Ereignis 4 bis 6 Minuten beträgt (Rademakers et al., 2003). Danach steht XPA wieder für ein weiteres NER-Ereignis zur Verfügung. Ein ähnliches, dynamisches Verhalten im NER-Prozess wurde auch für ERCC1-XPF demonstriert (Mone et al., 2004). Es ist also denkbar, dass die in Testistumorzellen vorliegende, reduzierte Menge von ERCC1-XPF für die kurze Dauer eines NER-Ereignisses ausreichend ist, während dies für den viel komplizierteren Crosslink-Reparatur-Vorgang nicht der Fall ist.

Des Weiteren wurden in anderen Studien und in dieser Arbeit die zum Teil überlappenden Zeiten der maximalen Bildung von Cisplatin-DNA-Addukten und Crosslinks gezeigt. So liegt der Peak der GpG-Intrastrang-Crosslink-Bildung bei ca. 6 h, und die Höchstmenge von ICL wurde zwischen 7-9 h gemessen (Wynne et al., 2007). Möglicherweise steht der ERCC1-XPF-Komplex für die ICL-Reparatur nicht zu Verfügung, da er gleichzeitig für die Entfernung von DNA-Intrastrang-Crosslinks durch NER benötigt wird.

Weiterhin wurde von uns geprüft, ob die durch Expression von ERCC1-XPF vermittelte ICL-Reparatur in 833K Zellen Auswirkungen auf die zelluläre Cisplatin-Sensitivität hat. Dafür wurde ERCC1-XPF in 833K-

Diskussion

Zellen vor Behandlung mit Cisplatin überexprimiert. Es zeigte sich, dass Überexpression von ERCC1-XPF den Anteil der Zellen in subG1 deutlich reduzierte, was auf einen protektiven Effekt von ERCC1-XPF auf die Induktion der Apoptose durch Cisplatin deutet. Aus diesen Ergebnissen wurde geschlossen, dass die reduzierte Menge von ERCC1-XPF zur Cisplatin-Sensitivität in Testistumorzellen beiträgt. Jedoch zeigte sich, dass die Reduktion der Cisplatin-Sensitivität nicht stark ausgeprägt war. Dies könnte mit der geringen Transfektions-Effizienz, die bei Testistumorzellen generell beobachtet wird, zusammenhängen. Auch die erhebliche Größe des Expressionsvektors (ca. 10 kB) könnte zu der schlechten Transfektion-Effizienz beitragen.

Der Versuch, ERCC1-XPF stabil überexprimierende 833K Testistumorzellen zu gewinnen, war in dieser Studie nicht möglich. Dafür könnte es mehrere Gründe geben. Zum einen unterscheiden sich Säugetierzellen wesentlich in ihrer Fähigkeit, fremde DNA aufzunehmen und stabil zu integrieren. CHO-Zellen scheinen dazu fähig zu sein, während humane Zellen vergleichsweise schlechte DNA-Empfänger sind (Hoeijmakers et al., 1987; Mayne et al., 1988). Zum anderen können zelluläre Gene durch Integration von Fremd-DNA inaktiviert werden. Zusätzlich scheinen humane Zellen Fremd-DNA zu degradieren (Mayne et al., 1988). Es ist aber auch möglich, dass die gleichen post-translationalen Regulationsmechanismen, die den ERCC1-XPF-Level in Testistumorzellen niedrig halten, auch der stabilen Überexpression des ERCC1-XPF-Komplexes entgegenwirken (McGurk et al., 2006). Aus diesem Grund war es in dieser Studie nur möglich, mit transient transfizierten Testistumorzellen zu arbeiten.

Zusammenfassend belegen die Ergebnisse, dass die Überexpression von ERCC1-XPF die Resistenz von 833K-Testistumorzellen gegenüber

Cisplatin erhöht. Die Daten zeigen zum ersten Mal, dass die ERCC1-XPF-vermittelte ICL-Reparatur einen protektiven Effekt auf Testistumorzellen hat und bedeuten, dass der niedrige Pegel von ERCC1-XPF zu der Cisplatin-Sensitivität in diesen Zellen beiträgt.

Die Bedeutung der ICL-Reparatur für die Sensitivität gegenüber Cisplatin wurde auch in einer klinischen Studie an Patientinnen mit Ovarialkrebs von Wynne und Mitarbeitern gezeigt (Wynne et al., 2007). Trotz der hohen, initialen Ansprechrate von Ovarial-Tumoren ist die Überlebensrate dieser Krebsart aufgrund der Resistenzentwicklung schlecht. In der Studie von Wynne und Mitarbeitern wurden Tumorzellen von Patientinnen entnommen, *in vitro* mit Cisplatin behandelt, und danach die Menge an ICL mittels Comet-Assay bestimmt. Dabei wurde die Entfernung der ICL in Zellen von zwei Gruppen von Patientinnen verglichen, nämlich Patientinnen, die nicht mit Cisplatin behandelt wurden (Cisplatin-naiv) und Patientinnen, die bereits mit Cisplatin behandelt wurden. Die Entfernungsrate der ICL war in den Zellen der naiven Patientinnen sehr niedrig. So waren 24 h nach Cisplatin-Behandlung weniger als 10 % der ICL entfernt. Dagegen zeigten Zellen aus der Gruppe der Cisplatin-behandelten Patienten eine ICL-Reparaturkapazität von 50 %. Auch beim Vergleich von Tumorproben, die von einer einzelnen Patientin vor der Therapie, während der Therapie und nach der Therapie entnommen wurden und bezüglich ihrer ICL-Entfernung verglichen wurden, wurde eine Zunahme der ICL-Reparaturkapazität von circa 3% auf circa 71 % festgestellt. Diese Daten demonstrieren eindrucksvoll die erhöhte Reparatur von ICL in Ovarial-Tumorzellen nach Cisplatin-Therapie, die zu der klinisch erworbene Resistenz von diesen Tumoren beitragen kann.

Diskussion

4.3.1.1 Bisherige Überexpressions-Studien in Testistumorzellen

Wie oben erwähnt, wurde das XPA-Protein in Testistumorzellen ebenfalls überexprimiert (Köberle et al., 2008). Der Grund dafür war die Beobachtung, dass Testistumorzellen im Durchschnitt nur circa ein Drittel der Menge an XPA im Vergleich zu Zelllinien von anderen Tumoren aufweisen (Welsh et al., 2004). Das XPA-Protein partizipiert in Schadens-Erkennung und Rekrutierung von TFIIH an den DNA-Schaden und weist keine enzymatische Aktivität auf (Batty und Wood, 2000). Es wurde die Frage gestellt, ob die Überexpression von XPA-Protein die zelluläre Sensitivität von Testistumorzellen verringern und die DNA-Reparatur erhöhen kann. Die Testistumorzelllinie 833K wurde mit einem Säugertier-Expressionsvektor, der die XPA-cDNA enthält, transfiziert, und eine Reihe von stabilen Sublinien wurde isoliert. Diese Sublinien wurden auf Cisplatin-Sensitivität mittels Kolonie Formation Assay getestet. Dabei zeigten die 6 XPA-exprimierenden Sublinien eine breite Variation in der Cisplatin-Resistenz, die jedoch nicht mit der XPA-Expression korrelierte. Auch die NER wurde durch die XPA-Expression nicht beeinflusst. Daraus wurde geschlossen, dass die reduzierte XPA-Menge nicht für die erhöhte Cisplatin-Sensitivität in Testistumorzellen verantwortlich ist.

4.3.1.2 ERCC1-Überexpressions-Studien in anderen Zellsystemen

Es liegt eine Reihe von Studien, die in anderen Zellsystemen durchgeführt wurden, vor, in denen die protektive Rolle von ERCC1-XPF gegenüber DNA-schädigenden Agenzien ermittelt wurde. Bei vielen Experimenten wurde allerdings nur die Überexpression von entweder ERCC1 oder XPF durchgeführt. So konnte in einer Studie von Bramson und Mitarbeitern in der CHO-Zelllinie AA8 kein schützender Effekt

Diskussion

einer ERCC1-Überexpression gezeigt werden (Bramson und Panasci, 1993).

Ähnlichen Ergebnisse bezüglich der Rolle der ERCC1-Überexpression wurden in Studien in primären Lymphozyten von Patienten mit Psoriasis und gesunden Probanden von Vogel und Mitarbeitern ermittelt. In dieser Arbeit wurde die relative Menge der mRNA von mehreren NER-Proteinen bestimmt, die DNA-Reparaturkapazität mittels „Host Zell Reactivation" -Assay gemessen und eine mögliche Korrelation zwischen der DNA-Reparatur-Kapazität und mRNA-Menge untersucht (Vogel et al., 2000). Eine statistisch signifikante Korrelation wurde zwar zwischen Reparatur und endogenem ERCC1-mRNA-Level festgestellt. Jedoch führte Überexpression von ERCC1 nicht zu einer erhöhten DNA-Reparatur. Als Erklärung dafür, dass die ERCC1-Überexpression die DNA-Reparatur in Lymphozyten nicht erhöhte, wurde vorgeschlagen, dass für die erfolgreiche Reparatur der Komplex aus den beiden Proteinen ERCC1 und XPF vorliegen muss. Andere Befunde zeigten die Arbeiten von Zdzienicka und Mitarbeitern. Expression von ERCC1 in ERCC1-defizienten 43-3B-Hamsterzellen erhöhte die Reparatur von UV-Schäden und korrigierte die UV- und auch Mitomycin C-Sensitivität (Zdzienicka et al., 1987).

4.3.1.3 XPF-Überexpressions-Studien in anderen Zellsystemen

Auch eine Wirkung der XPF Überexpression auf zelluläre Sensitivität und DNA-Reparatur wurde in vielen Studien untersucht. Um die UV-Sensitivität von CHO-Mutanten zu korrigieren, wurden XPF-defiziente UV41 Zellen und ERCC1-defiziente 43–3B Zellen mit einem Expressionsvektor für XPF transfiziert (Sijbers et al., 1996b). Die stabil transfizierten Zellen wurden entweder mit UV bestrahlt oder mit

Diskussion

Mitomycin C inkubiert. XPF-Expression führte in UV41 Zellen zu einer Resistenz gegenüber UV und dem Crosslinker Mitomycin C. Wie erwartet, hatte die XPF-Expression in 43-3B (ERCC1$^-$) Zellen keinen Effekt.

Die Untersuchungen an XPF-Fibroblasten wurden in Arbeiten von Yagi erweitert. In diesen Studien wurden XPF-defiziente Fibroblasten mit einem XPF-cDNA-Vektor transfiziert und dann die UV-Sensitivität, die Menge von XPF und ERCC1-Proteinen, die Kapazität der NER und die UV-induzierte Mutationsfrequenz untersucht (Yagi et al., 1998b). In der stabil transfizierten Sublinie XPF-R2-Klon wurde eine normale Resistenz gegenüber UV-Strahlung gemessen. In dieser Sublinie wurden auch hohe Mengen an ERCC1 beobachtet, obwohl die parentale XPF-Zelllinie einen sehr niedrigen Proteinlevel von ERCC1 aufweist. Die mRNA-Menge von ERCC1 ist in den XPF-Zellen auf einem normalen Level exprimiert (van Duin et al., 1986). Wie oben beschrieben, ist das ERCC1-Protein jedoch allein nicht stabil, es wird aber durch Bindung an XPF-Protein post-translationell stabilisiert. In XPF-R2-Zellen wurde des Weiteren der normale Pegel von UDS („unscheduled DNA-Synthesis") gemessen, welche die zelluläre DNA-Reparatur-Kapazität reflektiert. Nach UV-Bestrahlung wurden UV-induzierte CPDs und 6-4-PP effizient entfernt. Durch diese Experimente wurde demonstriert, dass in XPF-defizienten Zellen die Überexpression von XPF sowohl Reparaturdefekt als auch UV-Sensitivität aufhebt.

Diskussion

4.3.2 Herunterregulierung von ERCC1-XPF als Untersuchungsansatz

Wie schon erwähnt, wird Cisplatin bei der Behandlung von vielen Tumorarten wie Ovarialkarzinom, Kopf- und Halstumore und Nicht-Kleinzelliges Lungen-Karzinom (NSCLC) breit eingesetzt. Trotz des Erfolgs bei der Behandlung von Testistumoren ist die Wirksamkeit bei der Therapie von anderen Tumorarten beschränkt. Einer der Gründe dafür liegt in der Entwicklung von Resistenz nach Cisplatin-Therapie, wobei eine erhöhte DNA-Reparatur als eine der Hauptursachen der Resistenzentwicklung beschrieben wird (McGurk et al., 2006). So korreliert ein niedriger Pegel des Reparatur-Faktors ERCC1 mit einer besseren klinischen Ansprechrate (Lord et al., 2002). Auch für Blasentumoren wurde ERCC1 mRNA Expression als prädikativer Marker für die Wirksamkeit von Cisplatin nachgewiesen (Bellmunt et al., 2007). Auch weitere Arbeitsgruppen haben den Einfluss von ERCC1 auf die Resistenz gegenüber Platinum-basierender Chemotherapie untersucht und vorgeschlagen, dass ERCC1 ein geeigneter Marker sein könnte, die zelluläre Sensitivität oder klinische Ansprechbarkeit gegenüber ICL-induzierenden Agenzien vorherzusagen (Ferry et al., 2000; Reed, 2005). Somit bietet sich ERCC1 als Angriffspunkt für Knockdown-Studien und möglicherweise Sensitivierung von Tumorzellen gegenüber Cisplatin an (Azuma et al., 2007).

In vielen Studien wurde ERCC1-XPF mittels RNA-Interferenz gezielt herunterreguliert und der Effekt auf DNA-Reparatur und Zytotoxizität untersucht. In einer Studie von Cummings und Mitarbeitern wurde die Rolle der Reparaturproteine XPA und ERCC1 bei der Sensitisierung von Prostatakrebszellen gegenüber Cisplatin und Mitomycin C mittels

Herunterregulierung durch siRNA untersucht (Cummings et al., 2006). Nur die Herunterregulierung von ERCC1 sensitisierte die beiden untersuchten Prostatakrebslinien gegenüber den Crosslinkern Cisplatin und Mitomycin C. Herunterregulierung von XPA zeigte keinen sensitisierenden Effekt. Zudem wurde in dieser Studie 24 h nach Cisplatin Behandlung die Ko-lokalsation von ERCC1-Foci und Rad51-Foci mittels Immunfluoreszenz festgestellt, und es wurde geschlossen, dass ERCC1-XPF an Orte der Rekombinations-Reparatur, die durch Rad51-Foci dargestellt werden, rekrutiert wird. Somit scheint in Prostatakrebszellen der Sensitisierungs-Effekt durch ERCC1–Herunterregulierung auf einer Interferenz mit der Homologen Rekombination zu beruhen.

Diskussion

4.3.2.1 Sensitisierung von MGH-U1 Blasentumorzellen mittels siRNA anti-ERCC1

Um die Bedeutung des ERCC1-XPF Komplexes für die Cisplatin-Sensitivität zu untermauern, wurde ERCC1-XPF mittels siRNA in der relativ Cisplatin-resistenten Blasentumorzelllinie MGH-U1 herunterreguliert. ERCC1 wurde als Ziel der Herunterregulierung gewählt, da ERCC1 einen Komplex mit XPF bildet, in dem sich die beiden Proteine gegenseitig stabilisieren (Sijbers et al., 1996a). Es wurde beobachtet, dass nach ERCC1siRNA auch das XPF Protein reduziert vorliegt (Arora et al., 2010). Es ist also möglich, durch siRNA gegen ERCC1 sowohl ERCC1 als auch XPF zu reduzieren.

MGH-U1-Zellen wurden transient mit ERCC1-siRNA transfiziert. Die maximale Reduktion von ERCC1 und XPF wurde 72 h nach der siRNA-Transfektion beobachtet. Um den Effekt der Herunterregulierung von ERCC1-XPF auf die Reparatur von ICL zu überprüfen, wurde die Entstehung von γH2AX-Foci in ERCC1- und Kontroll-siRNA-transfizierten Zellen untersucht. γH2AX-Foci entstehen bei der Prozessierung von ICL und scheinen dabei die entstehenden DSB zu repräsentieren (Clingen et al., 2008, Niedernhofer et al., 2004). Die Entstehung der γH2AX-Foci wurde 24 und 48 h nach Behandlung der Zellen mit Cisplatin bestimmt. Sowohl in den Kontroll- als auch in den ERCC1-Knockdown-Zellen wurde ein Maximum der Foci-Entstehung 24 h nach Behandlung beobachtet, dabei waren zwischen 80 und 90 % der Zellen positiv für γH2AX. In den Kontroll-Zellen ging die Anzahl an γH2AX-positiven Zellen 48 h nach Behandlung zurück. In Gegenteil dazu persistierten in ERCC1-Knockdown-Zellen die γH2AX-Foci nach Cisplatin Behandlung. In Lungentumorzellen wurde gezeigt, dass DSB

Diskussion

sogar nach 72 h nach Herunterregulierung von ERCC1-XPF bestehen bleiben (Arora et al., 2010).

Diese Ergebnisse demonstrieren, dass die Herunterregulierung von ERCC1-XPF die Prozessierung von ICL in Blasentumorzellen beeinträchtigt. Die ICL werden offensichtlich durch ERCC1-XPF nicht entkoppelt und es kommt zu Anreicherung von ICL-induzierten DSB, die persistieren. Diese Annahme wird unterstützt durch Daten von Niedernhofer und Mitarbeitern, die in ERCC1 (-/-)-Zellen persistierende Foci nach Mitomycin-C Behandlung beobachteten (Niedernhofer et al., 2004).

Um den Effekt von ERCC1-XPF auf die Cisplatin-Sensitivität zu untersuchen, wurde ERCC1-XPF in MGH-U1 herunterreguliert und danach die Apoptose-Induktion durch Cisplatin gemessen. Es zeigte sich, dass Herunterregulierung von ERCC1-XPF die Cisplatin-Sensitivität erhöhte. Die Zunahme der Zellen in der SubG1-Fraktion war statistisch signifikant, aber nicht sehr hoch. Dabei spielte möglicherweise die geringe Transfektionseffizienz der MGH-U1-Zellen eine Rolle.

Die in dieser Arbeit erhobenen Daten stehen im Widerspruch zu Befunden von Kawashima und Mitarbeitern, die zeigten, dass die Resistenz gegenüber IR, nicht aber die Cisplatin-Resistenz, durch die Herunterregulierung von ERCC1 in resistenten Blasenkrebszelllinien aufgehoben wurde (Kawashima et al., 2010). Zwar hatte in dieser Studie die resistente Blasentumorzelllinie eine 6-fach höhere ERCC1 mRNA-Menge im Vergleich zu anderen Zelllinien. Allerdings nahm der Cisplatin-IC_{50}-Wert nach der ERCC1-Knockdown nur wenig ab. Die Abnahme nach IR-Bestrahlung war jedoch sehr ausgeprägt. Wie lassen sich die unterschiedlichen Ergebnisse von unseren Studien und von der Studie von Kawashima und Mitarbeitern erklären? Die Zelllinie T24, die

Diskussion

in der Arbeit von Kawashima verwendet wurde, ist mit MGH-U1-Zellen vergleichbar, da die beiden Zelllinien einen gemeinsamen Ursprung haben (Lin et al., 1985; O'Toole et al., 1983; Bubenik et al., 1973). Es ist denkbar, dass die Herunterregulierung von ERCC1-XPF in T24 Zellen weniger ausgeprägt war und somit genug ERCC1-XPF für die Prozessierung der Crosslinks zur Verfügung stand. Des Weiteren wurden unterschiedliche Methoden eingesetzt, um die Sensitivität zu bestimmen. In der Studie von Kawashima wurde die Sensitivität gegenüber Cisplatin anhand der Zellvitalität mittels MTS-Assay durchgeführt, und die Sensitivität gegenüber IR mithilfe Kolonie Formations-Assay gemessen. In der vorliegenden Arbeit wurde die Cisplatin-Sensitivität anhand der SubG1-Fraktion mithilfe Durchflusszytometrie untersucht. Möglicherweise kann auch die Anwendung von verschiedenen Messungsmethoden der Cisplatin- und IR-Sensitivität die Unterschiede in den Ergebnissen erklären. Da die Chemo-Radiotherapie mit Cisplatin ein Hauptregiment bei der Behandlung von Muskel-invasivem Blasenkrebs ist, wäre es dennoch aussichtsreich, den Effekt der ERCC1-Herunterregulierung für die IR-Sensitivität in Blasentumorzellen zu untersuchen.

Insgesamt kann man zusammenfassen, dass XPF-ERCC1 die Reparatur von Cisplatin-ICL vermittelt und die Abwesenheit von ERCC1-XPF die Reparatur von Cisplatin-ICL erheblich inhibiert. Die persistierenden ICL lösen die Bildung von DSB aus, was wiederum die Apoptose einleitet.

4.3.2.2 Knockdown des ERCC1-XPF Komplexes in anderen Tumorzellen

Ein interessanter Vergleich von verschiedenen Knockdown-Ansätzen wurde in der Arbeit von Arora und Mitarbeitern durchgeführt. In dieser

Diskussion

Studie wurde RNA-Interferenz benutzt, um in einer Reihe von Zelllinien wie NSCLC, Ovarial- und Brustkrebs den XPF-ERCC1-Komplex herunter zu regulieren. Die siRNA wurde entweder gezielt einzeln gegen ERCC1 bzw. XPF eingesetzt oder aber kombiniert, und der Effekt von beiden Ansätzen wurde verglichen (Arora et al., 2010). Durch die einzelne siRNA-Transfektion wurde eine Reduktion um 90 % für ERCC1 und um 80 % für XPF nach 72 h erzielt. Die Literaturdaten belegen, dass in eukaryontischen Zellen für die Stabilität von beiden Komponenten die Formation des Heterodimers notwendig ist (Tripsianes et al., 2005; Choi et al., 2005; Biggerstaff et al., 1993; Niedernhofer et al., 2007; Jaspers et al., 2007). Deswegen wurde durch Knockdown von ERCC1 auch die signifikante Reduktion des XPF-Proteins, nicht aber der XPF-mRNA-Menge beobachtet. Umgekehrt wurde in dieser Arbeit eine geringe Abnahme des ERCC1-Proteins nach XPF-Knockdown beobachtet. Auch in anderen Studien wurde gezeigt, dass ERCC1 mRNA in den XPF-Zellen normal transkribiert ist (van Duin et al., 1989). Das weist eher auf die Abhängigkeit der XPF-Stabilität von der ERCC1-Proteinmenge hin als umgekehrt. Des Weiteren wurde in der Studie von Arora der stärkste Effekt des ERCC1-XPF Knockdown erzielt, wenn die beiden Proteine gleichzeitig herunterreguliert wurden.

Weiterhin untersuchten die Autoren die Reparatur von Cisplatin-induzierten Intrastrang-Crosslinks in siRNA-transfizierten Zellen. In parentalen Zellen wurden nach 48 h circa 75 % aller Intrastrang-Crosslinks entfernt. Wenn die Zellen nur mit XPF oder nur ERCC1 siRNA transfiziert wurden, nahm die Reparatur der Intrastrang-Crosslinks geringfügig ab. Doppelter Knockdown von ERCC1-XPF führte zu der geringsten Entfernung der Intrastrang-Crosslinks. Herunterregulierung von ERCC1-XPF beeinflusste ebenfalls die ICL-Reparatur: Cisplatin-induzierte ICL wurden in parentalen Zelllinien effizient entfernt, so dass nach 72 h nur circa 25 % der ICL nachgewiesen wurden. In den Zellen, in denen ERCC1 und XPF herunterreguliert wurden, war eine signifikant höhere Menge an ICL nachweisbar. Diese Daten bestätigen frühere Berichte bezüglich der Rolle von ERCC1-XPF für die ICL-Reparatur in Säugetierzellen (De Silva et al., 2002). Die Autoren vermuten, dass eine direkte Verbindung zwischen der ICL-Reparaturzeit und der Zytotoxizität existiert. Auch zeigte die gleichzeitige Anwesenheit von siRNA gegen ERCC1 und XPF den höchsten Anstieg in der Cisplatin-Sensitivität. So führte Einzeln-Knockdown von XPF oder ERCC1 zur 2-fachen Abnahme des IC_{50}-Wertes, während die gleichzeitige Herunterregulierung von ERCC1-XPF zur 6-fachen Reduktion des Wertes führte. Zusammenfassend unterstützen die Befunde von Arora und Mitarbeitern die Bedeutung von ERCC1-XPF für ICL-Reparatur und Cisplatin-Sensitivität, wie es auch in der vorliegenden Arbeit gezeigt wurde.

4.4 Cisplatin-induzierte DNA-Schadensantwort in Testis- und Blasentumorzellen

Die Wirkung der zurzeit in der Onkologie eingesetzten Behandlungsmethoden, wie ionisierende Strahlung und diversen Chemotherapeutika, wird der Schädigung der DNA zugeschrieben. Die Proteinkinasen ATM und ATR spielen dabei bei der DNA-Schadensantwort und der Zellzyklus-Regulation eine wichtige Rolle (Kastan et al., 2000; Kastan und Lim, 2000; Sancar et al., 2004). Die ATM-Kinase wird durch DNA-Doppelstrangbrüche aktiviert (Banin et al., 1998; Lakin et al., 1996; Canman et al., 1998; Bakkenist und Kastan, 2003), und die ATR-Kinase wird durch eine arretierte Replikationsgabel aktiviert (McGowan und Russell, 2004; Shechter et al., 2004; Zhang et

Diskussion

al., 2006; Niida und Nakanishi, 2006). Aktiviertes ATM- und/oder ATR-Protein phosphorylieren eine Reihe von nachgeschalteten Molekülen einschließlich Chk1/Chk2 (Matsuoka et al., 1998; Chaturvedi et al., 1999; Xu et al., 2002) und p53 (Banin et al., 1998; Canman et al., 1998). Diese Aktivierung bewirkt Zellzyklusarrest sowohl am G1- als auch am G2/M-Checkpoint, wodurch Zeit für DNA-Reparaturprozesse gewonnen wird. Daher ist die Aktivierung der ATM/ATR-Proteine für das Überleben der Zelle nach verschiedenen DNA-schädigenden Behandlungen essentiell.

In der vorliegenden Arbeit wurde der Frage nachgegangen, ob die DNA-Schadenserkennung nach Cisplatin-Behandlung in Testis- und Blasentumorzellen intakt ist, und ob diese Aktivierung in Testis- und Blasentumorzellen unterschiedlich abläuft.

4.4.1 DNA-Schadenserkennung durch ATM

ATM spielt eine Schlüsselrolle bei der Koordinierung der zellulären Antwort auf DSB, die infolge der ionisierten Strahlung entstehen (Bakkenist und Kastan, 2003). Es stellt sich daher die Frage, ob die ATM-Kinase auch nach der Behandlung mit dem Crosslinker Cisplatin aktiviert werden könnte. Die wichtigsten durch Cisplatin erzeugten DNA-Schäden stellen die sperrigen Intrastrang-Crosslinks und ICL dar (Eastman, 1985; Chen et al., 2003). Da die oben schon beschriebenen NER und Crosslinks-Reparatur viele verschiedene Zwischenprodukte wie Strangbrüche, Lücken und einzelsträngigen Brüche erzeugen, ist es möglich, dass einige dieser Reparatur-Zwischenprodukte (z.B. Strangbrüche) auch eine Aktivierung des ATM-Proteins verursachen könnten (Wood, 1997; Sancar, 1995; Sancar et al., 2004).

Diskussion

Obwohl für die niedrige intrinsische Aktivität von pATM in unbehandelten, klinischen Proben von Testistumor-Patienten bereits ausreichend Daten vorliegen und eine intakte DNA-Schadensantwort vermutet wird, ist bisher nicht untersucht worden, ob die ATM-Proteinkinase nach Cisplatin-Behandlung in Testistumorzellen tatsächlich aktiviert wird. Um die Beteiligung von ATM bei der Einleitung der DNA-Schadensantwort nach Cisplatin-Einwirkung zu klären, wurde in der vorliegenden Arbeit die Phosphorylierung von ATM an Ser-1981 geprüft. Dafür wurde die Menge von pATM in Kernextrakten von Testis- und Blasentumorzellen vor und nach der Cisplatin-Inkubation untersucht.

In allen drei resistenten Blasentumorzellen konnte schon 24 h nach Cisplatin-Behandlung ein deutlicher Anstieg an phosphoryliertem ATM festgestellt werden. Nach 48 h ging die Menge an pATM zurück, was auch mit der Kinetik der γH2AX-Bildung in den Blasentumorzellen korrelierte. Im Unterschied dazu zeigte nur eine der drei untersuchten Testistumorzelllinien eine schwache, aber konstante Phosphorylierung von ATM 24 h nach der Behandlung, die auch nach 72 h noch nachzuweisen war. Zwar deuten diese Daten auf eine intakte Aktivierung von ATM durch DSB in dieser Testistumorzelllinie hin. Möglicherweise werden aber die in diesem Zelltyp nur sehr langsam zu DSB prozessierten ICL eher die Aktivierung von pATR durch stagnierte Replikationsgabeln verursachen, die dann das Signal von massiven DNA-Schäden weiterleitet.

Auf eine intakte ATM-Aktivierung in Testistumoren lassen Studien von Bartkova und Mitarbeitern schließen. Hier wurde die Phosphorylierung von ATM während der Tumorigenese in humanen Testistumoren untersucht (Bartkova et al., 2005a). Es ist bekannt, dass Gene, deren

Diskussion

Produkte bei den komplexen Antworten auf DNA-Schäden partizipieren, in Tumoren häufig dereguliert oder inaktiviert sind (Kastan und Bartek, 2004). Defekte in ATM, Chk2 oder p53 tragen während der Tumorprogression dazu bei, Apoptose zu vermeiden und das Zellwachstum auf Kosten der genomischen Instabilität zu fördern (Bartkova et al., 2005b, Bartkova et al., 2006; Gorgoulis et al., 2005; Di Micco et al., 2006). Solche Defekte wurden in vielen der humanen, soliden Tumoren somatischer Herkunft bestätigt, einschließlich Lungen-, Darm-, Harnblase-, und Brustkrebs und Melanomen, sowie in einigen Maus-Tumormodellen (DiTullio et al., 2002; Bartkova et al., 2005b, Bartkova et al., 2006; Gorgoulis et al., 2005; Di Micco et al., 2006). Es wurde daher in Studien von Bartkova und Mitarbeitern der Frage nachgegangen, ob in den testikulären Keimzelltumoren die DNA-Schadensantwort als Anti-Krebsschranke intakt ist. In embryonalem Karzinom, einer Subgruppe der Testistumoren, welches eine höhere, konstitutive Phosphorylierung von ATM aufweist, war diese Aktivierung deutlich niedriger verglichen mit Karzinomen solider Tumoren (DiTullio et al., 2002, Bartkova et al., 2004, Gorgoulis et al., 2005). Auch in den humanen prä-invasiven Carcinoma In Situ-Läsionen (CIS), welche eine gemeinsame Vorstufe aller humanen Testistumoren darstellen, waren nur 1-2 % der CIS-Zellen für aktiviertes γH2AX, ATM, p53 oder Chk2 positiv (Bartkova et al., 2005a; DiTullio et al., 2002). Im Unterschied dazu ist bei prä-invasiven Läsionen anderer Tumoren, wie z.B. beim CIS von Blasentumoren, die ATM-γH2AX-Chk2-p53 Kaskade konstitutiv massiv aktiviert (Bartkova et al., 2005a). Dieser biologische Unterschied beruht möglicherweise auf der Herkunft der Testistumoren aus der ursprünglichen Keimzelle, dem Gonozyten. Gonozyten ähneln den pluripotenten Stammzellen, die sich von somatischen Zellen deutlich unterscheiden (Almstrup et al., 2004; Oosterhuis und Looijenga, 2005;

Diskussion

Rajpert-De Meyts et al., 2003; Rajpert-De Meyts, 2006). Es wurde von Bartkova und Mitarbeitern gefolgert, dass im Gegensatz zu den meisten anderen soliden Tumoren die DNA-Schadensantwort in Testistumoren intakt ist und aktiviert wird, wenn diese Tumoren Strahlen- oder Chemotherapie ausgesetzt werden. Des Weiteren wurde vorgeschlagen, dass diese einzigartige Präsenz der intakten, induktionsfähigen DNA-Schadensantwort-Maschinerie, zusammen mit den anderen pro-apoptotischen Charakteristika der Testistumoren, zu der außergewöhnlichen Sensitivität der Testistumoren beitragen kann.

In der vorliegenden Studie wurde jedoch gezeigt, dass ATM nach Cisplatin-Wirkung in allen verwendeten Blasentumorzellen phosphoryliert wurde, während nur eine der Testistumorzellen eine Phosphorylierung von ATM zeigte. In Zusammenhang mit den Befunden der γH2AX-Phosphorylierung zeigen diese Ergebnisse, dass die Erkennung von ICL-prozessierten DSB mithilfe von ATM in Blasentumorzellen funktionsfähig ist und möglicherweise bei der Einleitung des Zellzyklusarrestes für die Reparatur von DSB eine wichtige Rolle spielt. Auch von Bartkova wurde mittels Immunhistochemie gezeigt, dass in T24-Blasentumorzellen ATM nach der IR-Bestrahlung phosphoryliert wird (Bartkova et al., 2005a).

Ein Zusammenhang zwischen funktionsfähiger NER und ATM-Phosphorylierung wurde von Colton und Mitarbeitern hergestellt (Colton et al., 2006). Diese zeigten, dass in NER-defekten Fibroblasten nach Behandlung mit Cisplatin keine ATM-Phosphorylierung auftrat. Zusätzlich wurde in NER-defizienten Zellen eine erhöhte Chk1-Phosphorylierung und Caspase-3-Aktivierung nach Behandlung mit Cisplatin festgestellt, was auf eine erhöhte Apoptoserate in NER-defekten Fibroblasten schließen lässt. In Gegensatz dazu wurde in NER-

Diskussion

profizienten Zellen nach Cisplatin-Behandlung ATM-Phosphorylierung festgestellt, welche zu Zellzyklusarrest, erhöhter DNA-Reparatur und zum Überleben der Zellen nach Cisplatin-Behandlung führte.

Die protektive Rolle der ATM-Aktivierung wurde auch in einem experimentellen Modell zur Untersuchung der Nephrotoxizität in einer Arbeit von Wang und Mitarbeitern bestätigt (Wang et al., 2006). Die Ergebnisse zeigten, dass in tubulären Ratten-Nierenzellen (RPTC) bei der Cisplatin-induzierten Apoptose das ATM-Protein proteolytisch in spezifische Fragmente gespalten wurde. Die ATM-Spaltung korrelierte mit der Apoptose-Induktion. Diese Daten weisen auf eine Möglichkeit der Tumorzell-Sensitivierung gegenüber Cisplatin durch Hemmung von ATM. So könnte die in der vorliegenden Arbeit ermittelte Schadenserkennung durch ATM in Blasentumorzellen wesentlich zur beobachteten Cisplatin-Resistenz in diesem Zelltyp beitragen. In Zukunft könnte der Effekt der ATM-Inhibierung auf den Zellzyklusarrest und die Sensitivität der Blasentumorzellen überprüft werden und damit die antiapoptotische Rolle der ATM-Aktivierung in diesem Zelltyp bestätigt werden.

Studien zur Inhibierung von ATM wurden bereits durchgeführt. Diese beruhten auf Befunden über die humane autosomal-rezessiv-vererbte Erkrankung Ataxia Telangiectasia (AT), die auf Mutationen im ATM-Gen beruht. AT ist durch eine Hypersensitivität gegenüber IR und Radiomimetika sowie einer Unfähigkeit der Zellen, nach Induktion von DSB den Zellzyklusarrest einzuleiten, charakterisiert (Lavin und Shiloh, 1997; Rotman und Shiloh, 1998). Dadurch ist die Möglichkeit der Zellen, DNA-Schäden vor DNA-Replikation oder Mitose zu reparieren, stark eingeschränkt (Rotman und Shiloh, 1998). Es wurde daher angenommen,

Diskussion

dass eine ATM-Hemmung die zelluläre Radio- und Chemosensitivität verstärken könnte.

In vielen Arbeiten wurde in AT-Zellen die Sensitivität gegenüber IR und DSB-induzierenden Substanzen aufgezeigt (Caporossi et al., 1993; Henner und Blazka, 1986; Fedier et al., 2003). Im Gegensatz dazu waren AT-Zellen nicht hypersensitiv gegenüber DNA-schädigenden Substanzen, die keine direkten DSB verursachen, wie Crosslinker oder Alkylantien (Lavin und Shiloh, 1997; Fedier et al., 2003; Shiloh und Becker, 1981; Jaspers et al., 1982).

Hickson und Mitarbeiter studierten die Radio-und Chemosensitivität durch ATM-Hemmung in einer Reihe von humanen Tumorzellen und AT-Zellen (Hickson et al., 2004)). Bislang wurde in ähnlichen Studien die relativ unspezifischen PIKK- und PI3K-Inhibitoren Wortmannin und Koffein verwendet (Sarkaria et al., 1998). In der Studie von Hickson wurde der spezifische ATM Inhibitor KU-55933 entwickelt. Die Exposition von Tumorzellen mit KU-55933 führte zu einer signifikanten Sensitivierung der Zellen gegenüber der zytotoxischen Wirkung von IR und den DSB-induzierenden Chemotherapeutika Etoposid, Doxorubicin und Camptothecin. Dabei wurde die sensitivierende Wirkung von KU-55933 von einem veränderten Zellzyklusarrest begleitet.

Übereinstimmend mit Befunden früherer Studien, in denen gezeigt wurde, dass AT-Zellen nicht hypersensitiv auf DNA-alkylierenden Substanzen oder Crosslinker reagieren, zeigte die Arbeit von Hickson und Mitarbeitern, dass Behandlung mit KU-55933 HeLa- und LoVo-Tumorzellen gegenüber Crosslinker wie Cisplatin, Melphalan, Mitomycin C und dem Alkylanz Chlorambucil nicht sensibilisierte (Hickson et al., 2004). Somit scheint die ATM-Kinase bei der Signaltransduktion von Cisplatin-Schäden keine große Rolle zu spielen.

Diskussion

Dies ist im Widerspruch zu den Daten mit den Blasentumorzellen, bei denen eine Phosphorylierung von ATM gezeigt wurde. Eine Erklärung für die widersprüchlichen Befunde ist, dass in den Blasentumorzellen ATM zwar phosphoryliert wurde, dies jedoch möglicherweise zu keiner Aktivierung führte. Weiterführende Experimenten mit KU-55933 könnten klären, ob ATM nach Cisplatin-Behandlung in Blasentumorzellen tatsächlich aktiviert wurde.

4.4.2 DNA-Schadenserkennung durch ATR

Um die Beteiligung der ATR-Kinase bei der Einleitung der DNA-Schadensantwort nach Cisplatin-Einwirkung in Testistumorzellen und Blasentumorzellen zu klären, wurde in der vorliegenden Arbeit die ATR-Phosphorylierung untersucht. Dafür wurde die Menge an pATR in Kernextrakten von 833K-Testis- und MGH-U1-Blasentumorzellen nach Behandlung mit Cisplatin nachgewiesen. In 833K-Testistumorzellen zeigte sich eine Phosphorylierung von ATR 48 h nach Cisplatin-Behandlung, diese Phosphorylierung war auch nach 72 h auf gleich hohem Niveau. Das deutet auf eine intakte Aktivierung von ATR in sensitiven 833K-Testistumorzellen hin, wobei die persistierenden Cisplatin-ICL möglicherweise zur lang anhaltenden Phosphorylierung von ATR beitrugen. Die Kinetik der ATR-Phosphorylierung in 833K-Testiszellen korrelierte zeitlich mit der Chk1-, Chk2-, p53-Aktivierung und Bax-Translokation in die Mitochondrienmembran. Möglicherweise kommt es in den ICL-Reparatur-defizienten 833K-Testistumorzellen zur Erkennung von ICL durch ATR und zur Signalweiterleitung an die pro-apoptotischen Proteine p53 und Bax.

Auch die oben gennannte Studie von Colton bestätigt diese Ergebnisse (Colton et al., 2006). So wurde in den NER-defizienten Fibroblasten eine

Diskussion

massive Phosphorylierung von Chk1 nach Behandlung mit Cisplatin beobachtet. Da das Chk1-Protein bevorzugt durch die ATR-Kinase phosphoryliert wird, zeigen diese Ergebnisse, dass die Unfähigkeit der NER-defizienten Zellen, ICL zu reparieren, zur Stagnation der Replikation und ATR-Aktivierung führte (McGowan und Russell, 2004; Shechter et al., 2004; Zhang et al., 2006; Niida und Nakanishi, 2006; Zou und Elledge, 2003; Jazayeri et al., 2006). Zusammenfassend lassen die Daten schliessen, dass die ATR-Aktivierung ein wichtiges Signal für schwere DNA-Schädigung ist und zu einer erhöhten Apoptoserate führen kann. In weiterführenden Untersuchungen könnte nun die Rolle, die ATR für die Cisplatin-induzierte apoptotische Signalantwort spielt, durch ATR-Inhibition überprüft werden.

Im Unterschied zu den Testistumorzellen zeigten in der vorliegenden Arbeit bereits unbehandelte MGH-U1 Blasentumorzellen ein starkes, intrinsisches pATR-Signal, das nach Inkubation mit Cisplatin aber nicht weiter zunahm. Zum einen scheinen die resistenten Blasentumorzellen eine dauerhafte, intrinsische Phosphorylierung von ATR zu haben, die durch Cisplatin-Behandlung und ICL-Bildung nicht noch mehr aktiviert werden kann. Zum anderen werden die ICL durch funktionsfähige ICL-Reparatur in Blasentumorzellen so schnell zu DSB prozessiert, dass es nicht zu einer Aktivierung von ATR, sondern von ATM kommt.

In einer Reihe von Studien wurde die Aktivierung von ATR nach Cisplatin-Behandlung untersucht. So studierten Pabla und Mitarbeiter die Cisplatin-induzierte DNA-Schadensantwort in normalen, tubulären Ratten-Nierenzellen (RPTC) (Pabla et al., 2008). Grundlage dieser Studie war, dass Cisplatin stark nephrotoxisch ist. Cisplatin induziert Zelltod in den Nieren-Tubuluszellen, was zu akutem Nierenversagen führt (Arany und Safirstein, 2003; Pabla und Dong, 2008). Pabla und Mitarbeiter

Diskussion

zeigten, dass nach Cisplatin-Behandlung ATR in Nierenzellen aktiviert wird und mit γH2AX kolokalisiert. Auch in vivo in C57BL/6 Mäusen konnte die ATR-Aktivierung in Nierengewebe nach Cisplatin-Behandlung detektiert werden. Durch ATR-Hemmung in den RPTC-Zellen wurde die Aktivierung von p53 inhibiert und die Apoptoserate von 60% auf 32% gesenkt. Daraus wurde auf eine wichtige Rolle der ATR-Signalweiterleitung für die p53-Aktivierung und Nierenzell-Apoptose nach Cisplatin-Behandlung geschlossen.

Im Unterschied dazu wurde in Untersuchungen von Wilsker und Bunz die zytoprotektive Rolle von ATR bei der Signalweiterleitung nach Behandlung mit verschiedenen DNA-schädigenden Agenzien gezeigt, darunter Crosslinkern, Antimetaboliten und DSB-induzierenden Agenzien (Wilsker und Bunz, 2007). Bei allen untersuchten Substanzen zeigte sich, dass ATR-defiziente Zellen am sensitivsten gegenüber Cisplatin reagierten, was eher auf eine protektive Rolle von ATR nach Cisplatin-Behandlung hinweist.

Als Erklärung für diese widersprechenden Daten wurde vorgeschlagen, dass ATR eine protektive Rolle eher in Zellen ohne funktionelles p53 spielen könnte, ein Zustand, durch den mehr als 50 % aller Krebserkrankungen gekennzeichnet sind (Reinhardt et al., 2007). So könnte die ATR-Aktivierung sowohl protektiv in den Krebszellen als auch pro-apoptotisch in den gesunden Nierenzellen wirken. Eine wichtige Schlussfolgerung daraus ist, dass die Hemmung von ATR die Nierenzellen während der Cisplatin-Chemotherapie selektiv schützen könnte, ohne die zytotoxische Wirkung von Cisplatin auf die Krebszellen zu mindern.

Diskussion

4.4.3 Phosphorylierung von Chk1 und Chk2 nach Behandlung mit Cisplatin

Der genaue Mechanismus, wie Cisplatin-induzierte DNA-Schäden erkannt werden und das Signal an die apoptotische Maschinerie übertragen wird, ist noch nicht vollständig geklärt (Siddik, 2003). Allerdings werden die beiden Checkpoint-Kinasen Chk1 und Chk2 mit dem Cisplatin-schadensabhängigen Signaling in Verbindung gebracht (Pabla et al., 2008; Ben-Yehoyada et al., 2009). So leiten die Proteinkinasen ATR und ATM das Signal, das durch ICL bzw. DSB entsteht, mittels Phosphorylierung von Proteinen wie Chk1/Chk2, p53, NBS1 und BRCA1 zu den Komponenten des Zellzyklus und der DNA-Reparatur weiter (Kastan und Lim, 2000; Shiloh, 2003; Kastan und Bartek, 2004; Bartek und Lukas, 2003).

In der vorliegenden Arbeit wurde die Phosphorylierung der Protein-Kinasen Chk1 und Chk2 zu verschiedenen Zeitpunkten nach Behandlung mit Cisplatin in den Testistumorzelllinien und den Blasentumorzelllinien vergleichend untersucht. Die Ergebnisse zeigten, dass Cisplatin in allen untersuchten Zelllinien die Phosphorylierung von Chk1 an Ser-317 und Chk2 an Thr-68 induzierte, was ein wichtiges Indiz für deren Aktivierung darstellt.

Es wurde kein Unterschied in der Aktivierung von Chk1 bei den verschiedenen Zelllinien festgestellt. Chk1 wurde in allen untersuchten Zelllinien transient induziert, wobei die höchste Induktion 24 h nach Behandlung mit Cisplatin erreicht wurde. Danach nahm die Phosphorylierung in allen Zelllinien ab. Auch Chk2 wurde durch Cisplatin in allen Tumorzelllinien zuerst schwach nach 24 h und deutlich nach 48 h phosphoryliert. Ein signifikanter Unterschied zwischen den Testis- und Blasentumorzelllinien wurde für pChk2 etwa 72 h nach

Cisplatin-Behandlung beobachtet. Es zeigte sich, dass die Phosphorylierung von Chk2 in Testistumorzellen persistierte, während bei den Blasentumorzellen die Menge an pChk2 deutlich zurückging.

Diese Ergebnisse zeigen, dass in Testistumorzellen die Checkpoint-Aktivierung nach Cisplatin-Behandlung über einen längeren Zeitraum anhält und dies mit der Anwesenheit von nicht-reparierten ICL, welche in dieser Studie auch gezeigt wurde, korreliert. Zusammen mit der Aktivierung von ATR, die bei der Testistumorzelllinie 833K ebenso 48 h nach Cisplatin-Behandlung gezeigt wurde, deuten diese Ergebnisse auf eine Schlüsselrolle der ICL als Auslöser der Apoptose in Testistumorzellen hin. Chk1 wurde in der Literatur als bevorzugtes Substrat von pATR beschrieben. Möglicherweise kann pATR aber grundsätzlich beide Checkpoint-Kinasen phosphorylieren, wobei es vom zellulären Hintergrund abhängt, welche Kinase aktiviert wird. Die Phosphorylierung von Chk2 korreliert zeitlich auch mit der starken Induktion von p53 in Testistumorzellen. p53 ist ein Zielprotein der Chk2. Wie auch die Aktivierung von Chk2 war die Induktion von p53 in allen Testistumorzellen lang-anhaltend und konnte 72 h nach Cisplatin-Behandlung noch nachgewiesen werden. Diese Daten weisen auf eine wichtige Rolle von pChk2 bei der Signalweiterleitung von un-prozessierten ICL hin, das Signal scheint über pATR, pChk2 zu p53 zu laufen und anschließend die Apoptose in den Testistumorzellen einzuleiten. Weitere Experimente mit Inhibitoren der Chk2-Aktivierung könnten nun weitere Hinweise über die Rolle von pChk2 für die Induktion der Apoptose und die Sensitivität der Testistumorzellen liefern.

Cisplatinresistente Blasentumorzellen exprimieren eine mutierte Form von p53, die nach Cisplatin-Behandlung nicht stabilisiert werden kann. So werden zwar die in Blasentumorzellen entstehenden DSB

Diskussion

möglicherweise durch ATM erkannt und die Chk2 über pATM phosphoryliert. Trotzdem kann pChk2 das pro-apoptotische Signal, zumindest über p53, nicht weiterleiten, und somit unterbleibt die Apoptose-Induktion in den Blasentumorzellen.

Um die Aktivierung des DNA-Signalings bei der Entwicklung von Testistumoren zu untersuchen, haben Bartkova und Mitarbeiter sowohl die Gesamtmenge als auch die phosphorylierte Form und sub-zelluläre Lokalisation von Chk2 in einer Reihe von Seminomen, Embryonalkarzinomen, Teratomen und kombinierten Tumoren von mehr als einem histologischen Typus analysiert (Lukas et al., 2001;. Bartkova et al., 2001; Bartkova et al., 2005a; Bartkova et al., 2007). Die immunhistochemische Analyse zeigte eine nahezu homogene Färbung für Chk2, jedoch nur eine sehr geringe Menge von pChk2 in CIS-Läsionen und Seminomen. In den Nicht-Seminomen, vor allem in einigen der Embryonalkarzinomen, war die Menge an pChk2 etwas stärker ausgeprägt (Bartkova et al., 2001, Bartkova et al., 2005a). Aus diesen Befunden wurde geschlossen, dass die Proteine des DNA-schadensabhängigen Signaling, wie z.B. die Chk2, in den Testistumoren in ihrer inaktiven Form homogen exprimiert sind und im Falle einer zytotoxischen Wirkung, wie nach Radio- oder Chemotherapie, aktiviert werden können.

Daten von Colton und Mitarbeitern zeigten nach Behandlung mit Cisplatin eine deutlich erhöhte Chk1-Phosphorylierung in NER-defizienten XPA- und XPG-Fibroblasten im Vergleich zu normalen Fibroblasten (Colton et al., 2006). Herunterregulierung von XPA oder XPG mittels siRNA führte in normalen Fibroblasten nach Behandlung mit Cisplatin zu einer verstärkten Chk1-Phosphorylierung.

Die Phosphorylierung von Chk2 (Thr-68) wurde in diesen Experimenten jedoch durch die Behandlung mit Cisplatin nicht signifikant beeinflusst. Den Unterschied zwischen diesen Befunden und den Ergebnissen der vorliegenden Studie könnte man zum Teil damit erklären, dass Colton und Mitarbeiter die Cisplatin-induzierte Phosphorylierung von Chk1 an Ser-317 und Ser-345 verfolgt haben, in der vorliegenden Arbeit wurde aber nur die Phosphorylierung von Chk1 an Ser-317 untersucht. Des Weiteren hängt möglicherweise die „Entscheidung" einer Zelle, nach DNA-Schäden die Chk1 oder Chk2 zu aktivieren, stark vom Zelltyp, der unterschiedlichen Prozessierung der DNA-Schäden und dem zellulärem Hintergrund ab.

Zusammenfassend zeigen die Daten, dass in ICL-reparaturdefizienten Testistumorzellen die persistierenden ICL eine anhaltende Checkpoint-Aktivierung nach Cisplatin-Schäden auslösen, was möglicherweise zur Induktion der Apoptose in diesen Zellen führt und somit zur Sensitivität beitragen kann.

4.5 Rolle der p53-vermittelten Apoptose für die Cisplatin-Sensitivität der Tumorzellen

Tumoren mit mutiertem p53 sprechen oft weniger gut auf Chemotherapie an, und diese Tumoren sind häufig schwer zu behandeln. In einer Kollektion von 60 humanen Krebszelllinien des „National Cancer Institute" (NCI) wurde die Cisplatin-Sensitivität mit der Aktivität des Wildtyp- (wt) p53 korreliert (Vekris et al., 2004). Weiterhin waren Tumorzellen mit reduzierter p53-Funktion resistenter gegenüber Cisplatin als Zellen mit wt p53, konnten aber durch Wiederherstellung der p53-Funktion sensitiviert werden (Perego et al., 1996; Kanamori et al., 1998; Kigawa et al., 2002). Auch in Ovarialkrebszellen wurde gezeigt, dass ein wt p53 für die Cisplatin-induzierte apoptotische Antwort absolut notwendig ist (Fraser et al., 2003). Jedoch wurde in einigen zellulären Systemen keine oder sogar eine negative Korrelation zwischen der Ansprechbarkeit auf Cisplatin und dem p53-Status beobachtet. So war in SaOS-2-Osteosarcomazellen die p53-Aktivität mit einer gestiegenen Resistenz verbunden (Fan und Bertino, 1999). Für testikuläre Teratokarzinom-Zellen schien p53 keinen Einfluss auf die zellulären Sensitivität gegenüber Cisplatin zu haben (Zamble et al., 1998).

4.5.1 Bedeutung des p53-Tumorsupressorproteins für die Sensitivität der Testistumorzellen

Es wurde bereits in den in der vorliegenden Arbeit verwendeten Testistumorzelllinien gezeigt, dass UV-Bestrahlung zu einer Induktion von p53 führt (unveröffentliche Beobachtungen). Es war allerdings nicht bekannt, ob auch Cisplatin in diesem Zellsystem eine Akkumulierung von p53 hervorrufen kann. In der vorliegenden Arbeit wurden die Testistumorzelllinien 833K, SuSa und GCT27 und die Blasentumorzelllinien MGH-U1, HT1376 und RT112 bezüglich ihrer Fähigkeit, p53 nach Cisplatin-Einwirkung zu induzieren, geprüft. Es konnte gezeigt werden, dass sich p53 in allen drei Testistumorzelllinien nach Behandlung mit Cisplatin anreichert. Die p53-Akkumulation blieb in allen Testistumorzellen bis mindestens 72 h nach Cisplatin-Behandlung bestehen. Im Unterschied dazu konnte in keiner der drei untersuchten resistenten Blasentumorzelllinien ein p53-Signal ermittelt werden. Das deutet auf die Expression des Wildtyp-p53 in den untersuchten Cisplatin-sensitiven Testistumorzellen hin. Es ist in der Literatur beschrieben, dass sich Testistumoren dadurch auszeichnen, dass sie selten für p53 mutiert sind, während Blasentumoren häufig eine

Diskussion

Mutation für p53 aufweisen. Es liegt nah anzunehmen, dass in den Testistumorzellen die Sensitivität gegenüber Cisplatin mit der Fähigkeit, p53 zu induzieren, korreliert. Um diese Hypothese zu bestätigen, sollten nun funktionelle Untersuchungen durchgeführt werden. So könnte Knockdown von p53 mittels RNA-Interferenz oder die Transfektion mit einem dominant negativen p53 in den Testistumorzellen zeigen, ob p53 für die Cisplatin-Sensitivität der Testistumorzellen eine Rolle spielt.

Obwohl das p53-Gen eines der am häufigsten mutierten Gene in humanen Tumoren ist (Greenblatt et al., 1994), sind p53-Mutationen in Testistumoren sehr selten (Lutzker, 1998). Die Anwesenheit von wt-p53 in Testistumoren dient als Erklärung für deren Chemosensitivität (Lowe et al., 1993, Gutekunst et al., 2011). Mehrere Studien haben die Rolle von p53 für die Chemosensitivität von Testistumoren untersucht, jedoch sind die Ergebnisse widersprechend. So wurde eine p53-abhängige, apoptotische Antwort auf DNA-Schäden in einem isogenen P19 murinen Teratokarzinom-Zellen-Modell demonstriert (Lutzker et al., 2001). Eine Korrelation zwischen wt-p53-Expression und Sensitivität gegenüber Etoposid wurde auch in einer Reihe von humanen Testistumorzelllinien beobachtet (Chresta et al., 1996; Arriola et al., 1999). Zusätzlich zeigte eine Zelllinie, die von einem Cisplatin-resistenten testikulären Keimzelltumor isoliert wurde und mutiertes p53 exprimierte, eine relative Cisplatin-Resistenz und eine Reduktion des apoptotischen Zelltodes im Vergleich mit einer wt-p53-Zelllinie, die von einem sensitiven Tumor isoliert wurde (Houldsworth et al., 1998). Auch von Spierings und Mitarbeitern wurde gezeigt, dass die Cisplatin-Sensitivität der Testistumorzellen mit dem Vorhandensein von funktionellem p53 zusammenhängt (Spierings et al., 2003). Dennoch ist der Effekt von wt-p53 und mt-p53 auf die Cisplatin-Sensitivität von humanen Testistumor-Zelllinien nicht geklärt (Burger et al., 1999; Schweyer et al., 2004).

Diskussion

Es wurde nämlich bei Verwendung von sechs nicht-isogenen, humanen Testistumorzelllinien, die entweder wt oder mt-p53 exprimierten, nicht bestätigt, dass ein Zusammenhang zwischen Cisplatin-Sensitivität, Apoptose-Induktion und p53-Status besteht (Burger et al., 1997; Burger et al., 1998). In einer klinischen Studie wurde mittels immunhistochemischer Analyse der p53 Status in Geweben von Testistumoren, die auf Chemotherapie ansprachen oder nicht ansprachen, überprüft. Dabei wurde kein Zusammenhang zwischen dem p53-Level und der Sensitivität der Testistumoren auf die Chemotherapie festgestellt (Kersemaekers et al., 2002). Somit ist die Rolle, die p53 für die Cisplatin-Sensitivität der Testistumorzellen und Testistumoren spielt, immer noch ungeklärt.

Auch in humanen Blasenkrebszelllinien, die sich in ihrem p53-Status unterscheiden, wurde die apoptotische Zellantwort nach Behandlung mit Cisplatin charakterisiert (Konstantakou et al., 2009). RT4-Zellen, die wt für p53 sind, und T24-Zellen, die mt-p53 aufweisen, unterschieden sich wesentlich bezüglich ihrer Fähigkeit, Cisplatin-induzierte Apoptose einzugehen. So wurde anhand der Spaltprodukten von Caspase-8, -9 und -3 festgestellt, dass T24-Zellen gegenüber Cisplatin-induzierter Apoptose signifikant resistenter sind als RT4-Zellen. Dies lässt schließen, dass die zytotoxische und apoptotische Antwort von humanen Blasenkrebszellen auf Cisplatin-Einwirkung mit der funktionellen Aktivität von p53-Protein eng assoziiert ist.

4.5.2 Rolle der pro-apoptotischen Proteine Bax und Noxa für die Einleitung der intrinsischen Apoptose

Die intrinsische Apoptose ist durch Freisetzung von Cytochrom C aus den Mitochondrien charakterisiert. Diese wird durch die Bcl-2-Familie von Proteinen kontrolliert (Cory und Adams, 2002; Kuwana et al., 2002).

Diskussion

Die Bcl-2-Familie besteht aus anti-apoptotischen und pro-apoptotischen Mitgliedern und ist in drei Klassen eingeteilt: (i) anti-apoptotische Mitglieder wie Bcl-2 und Bcl-XL, (ii) pro-apoptotische Proteine Bax und Bak und (iii) pro-apoptotische „BH3-only"-Proteine wie Noxa (Bouillet und Strasser, 2002). Die pro-apoptotischen Hauptmitglieder der Bcl-2 Familie, einschließlich Bax und Noxa, sind Zielgene des p53-Transkriptionsfaktors. Bax war das erste Mitglied dieser Gruppe, für welches gezeigt wurde, dass es durch p53 induziert wird (Thornborrow et al., 2002). Ein weiteres Zielgen von p53, Noxa, wird unter anderem als Reaktion auf γ-Strahlung induziert (Oda et al., 2000). Die Rolle der pro-apoptotischen Mitglieder der BH3-only-Klasse wie Noxa besteht in der Kontrolle der anti-apoptotischen Proteine wie Bcl-2. So scheint es, dass in der zellulären Antwort auf DNA-Schäden die intrinsische, p53-abhängige Apoptose durch Induktion der Expression von mehreren pro-apoptotischen Familienmitglieder der Bcl-2-Familie aktiviert wird, wodurch das zelluläre Gleichgewicht zugunsten der pro-apoptotischen Effekte verlagert wird.

4.5.3 Untersuchungen der Expression der pro-apoptotischen Proteine Bax und Noxa

Wie unten diskutiert wird, liegen widersprechende Literaturdaten hinsichtlich der transkriptionellen Induktion der pro-apoptotischen Proteine Bax und Noxa durch p53 und deren Rolle in der Sensitivität der Testistumorzellen vor. Um die Rolle dieser Proteine bei der Einleitung der Apoptose zu untersuchen, wurde in der vorliegenden Arbeit die Proteinexpression von Bax und Noxa in Testis- und Blasentumorzellen untersucht. Zunächst wurde die Proteinmenge in Ganzzellextrakten von unbehandelten und Cisplatin-behandelten Zellen detektiert. Es konnte ein

Diskussion

hoher, intrinsischer Pegel von Bax und Noxa in allen drei Testistumorzelllinien festgestellt werden. Die Behandlung mit Cisplatin führte zu keiner Induktion von Bax oder Noxa. Dies könnte zum einen darauf beruhen, dass eine zusätzliche Induktion von Bax und Noxa aufgrund des hohen, basalen Pegels unmöglich ist. Auf der anderen Seite könnte es sein, dass p53 in den Testistumorzellen transkriptionell inaktiv ist. Es wurde bereits früher diskutiert, dass p53 ein funktionell inaktives Protein in Testistumoren ist (Lutzker und Levine, 1996). Obwohl in Testistumorzelllinien p53 durch Etoposid stark hochreguliert wurde, wurde nur eine geringe Induktion von p21 in Vergleich zu anderen wt-p53 exprimierenden Tumorzelllinien festgestellt (Chresta et al., 1996; Spierings et al., 2004). Außerdem fehlt eine p21-Expression in den meisten Testistumoren (Bartkova et al., 2000; Datta et al., 2001, Guillou et al., 1996). Unsere Befunde ergaben jedoch, dass p21 nach Cisplatin in Testistumorzellen, nicht aber in Blasentumorzellen, induziert wurde (Köberle, persönliche Mitteilung).

In allen Blasentumorzellen konnte nur eine niedrige Menge von Bax ermittelt werden, Noxa war nicht detektierbar. Auch die Inkubation mit Cisplatin führte zu keiner Induktion von Bax oder Noxa. Zusammen mit dem Befund des nicht-funktionellen p53 in den Blasentumorzellen deuten diese Ergebnisse auf eine mögliche Veränderung im intrinsischen, apoptotischen Signalweg, was zur Resistenz der Blasentumorzellen gegenüber der zytotoxischen Wirkung von Cisplatin beitragen kann.

Um eine mögliche Rolle von Bax für die Einleitung der Apoptose weiterhin zu ermitteln, wurde untersucht, ob Bax nach Cisplatin-Behandlung in die mitochondriale Membran transloziert. Die Menge von Bax wurde in den mitochondrialen Extrakten mittels Immunoblotting bestimmt. In allen drei Testistumorzelllinien konnte die Translokation von Bax nachgewiesen werden, wenn auch zu verschiedenen Zeitpunkten. In den SuSa- und GCT27-Zellen wird Bax bereits 24 h nach Cisplatin-Behandlung transloziert, in 833K-Zellen erst nach 48 h, was auch mit den Daten der p53-Stabilisierung übereinstimmt. Wie erwartet, wurde kein Bax in die Mitochondrien der Blasentumorzellen transloziert. Die Bax-Translokation in die Mitochondrienmembran lässt auf eine Beteiligung des intrinsischen, mitochondrialen Signalweges in der Ausführung der Apoptose in den Testistumorzellen schließen.

Diese Daten deuten auf eine mögliche, nicht-transkriptionelle Aktivität von p53 in den Testistumorzellen, wodurch die Translokation von Bax in die Mitochondrienmembran veranlasst wird, um das apoptotische Signal weiter zu leiten. In einer Reihe von Studien wurden Befunde für eine Transkriptions-unabhängige, durch p53-vermittelte Apoptose dargestellt. Es wurde gezeigt, dass eine p53-abhängige Apoptose in Abwesenheit von Gen-Transkription auftreten kann (Caelles et al., 1994, Wagner et al., 1994; Gao und Tsuchida, 1999). Zudem induzierten transkriptionell inaktive p53-Mutanten Apoptose in Tumorzellen (Haupt et al., 1995; Chen et al., 1996). Zytosolisches p53 kann die Apoptose auch direkt durch Induktion der Oligomerisierung und Aktivierung von pro-apoptotischem Bax fördern (Chipuk et al., 2004). Zusammengenommen zeigen diese Daten, dass in Zellen auch Transkriptions-unabhängige Wege der p53-vermittelten Apoptose existieren.

Der Tumorsuppressorprotein p53 ist ein Transkriptionsfaktor, der häufig in menschlichen Tumoren inaktiviert ist. Deshalb wird die Wiederherstellung seiner Funktion als attraktiver Ansatz zur Krebsbekämpfung betrachtet. Zwar erhöhte die Wiederherstellung der wt-p53 Funktion die Resistenz gegenüber Krebsentstehung in der Maus (Tyner et al., 2002). Überraschenderweise zeigten diese Mäuse auch

Diskussion

beschleunigte Alterung und starben vorzeitig. Daraus wurde geschlossen, dass p53 zu einer Wachstumshemmung führt, welche die Fähigkeit der Stammzellen stört, Vorläuferzellen zu produzieren und zu differenzieren. Dies könnte eine mögliche Ursache des vorzeitigen Alterns sein. Diese Daten lassen zweifeln, ob es ein guter Ansatz ist, Tumore durch eine allgemeine Erhöhung der p53-Aktivität zu behandeln. Deswegen wurden durch die Entdeckung der mitochondrialen, Transkriptions-unabhängigen Aktivität von p53 hohe Erwartungen geweckt (Fuster et al., 2007). Aufgrund der Präsenz von möglicherweise transkriptionell-inaktivem wt-p53, eines hohen intrinsischen Pegels von pro-apoptotischen Proteinen wie Bax und Noxa, zusammen mit dem Nachweis der mitochondriellen Translokation von Bax, die in der vorliegenden Arbeit gezeigt wurden, könnten Testistumorzellen als geeignetes Modell für die Studien der nicht-transkriptionellen Aktivität von p53 dienen.

4.5.4 Untersuchungen von pro-apoptotischen Faktoren in weiteren Testistumorzellen und in klinischen Studien

In Gegensatz zu unseren Daten konnten andere Studien keine Bax-Beteiligung an der Cisplatin-induzierten Apoptose zeigen. So wurde in einer Studie mit vier Testistumorzelllinien die Cisplatin-Sensitivität und die Expression der Proteine Bcl-2 und Bax untersucht (Burger et al., 1998). Es zeigte sich, dass die basalen Level von Bcl-2- und Bax nicht mit der Cisplatin-induzierten Apoptose korrelierten. Darüber hinaus wurden Bcl-2 und Bax durch Behandlung mit Cisplatin nicht induziert. In einer anderen Studie wurde von dieser Arbeitsgruppe die Expression von Bcl-2 und Bax mittels Durchflusszytometrie gemessen und mit Befunden, die mittels Immunoblotting gewonnen wurden, verglichen (Boersma et al., 1997). Im Immunoblot zeigte sich keine Veränderung der Bax Expression nach Cisplatin. Durchflusszytometrie zeigte jedoch, dass in der apoptotischen Subpopulation von behandelten NT2 Zellen die Bax-Expression erhöht war. Somit scheint die Durchflusszytometrie eine bessere Methode zum Nachweis der Induktion von Bax in einer bestimmten Zellpopulation im Vergleich zum Immunoblot zu sein. Weitere Arbeiten, die an Testistumorzelllinien durchgeführt wurden, zeigten ebenfalls eine relativ hohe Menge an Bax in unbehandelten Zellen, während der Apoptose-Inhibitor Bcl-2 nicht nachweisbar war (Chresta et al., 1996).

Die Daten aus klinischen Studien, die in Testistumorgeweben bezüglich der Rolle von Bax erhoben wurden, sind eher widersprechend. So wurden in einer Studie primäre Testistumore von 24 Patienten mit metastasierten Testistumoren von Patienten, die mit Bleomycin, Etoposid und Cisplatin-Chemotherapie behandelt wurden, untersucht (Baltaci et al., 2001). Zur Beurteilung der Rolle von Bcl-2 und Bax als Determinanten der Chemosensitivität in Testistumoren wurde die Expression dieser Proteine immunohistochemisch nachgewiesen. Bax war in den Gewebeproben stärker exprimiert als Bcl-2. Allerdings war keine signifikante Korrelation zwischen Proteinexpression und Überlebensrate zu sehen. Somit wurde eine mögliche Rolle von Bcl-2 und Bax als prognostische Faktoren für das Überleben nach einer Chemotherapie in dieser Arbeit nicht bestätigt.

Auch in vier humanen Ovarialkarzinom-Zelllinien wurde die Apoptose-Induktion und die Expression von den an diesem Prozess beteiligten Faktoren nach Cisplatin-Behandlung untersucht (Kolfschoten et al., 2002). Zwar fanden die Autoren eine zeitliche Variation in der Protein-Expression von Bax und Bcl-2, trotzdem waren diese Veränderungen nicht mit der Apoptose in den Zellen korreliert.

In einer weiteren klinischen Studie wurden 29 Seminome mittels Immunhistochemie und Immunoblotting mit Antikörpern gegen Bax und Bcl-2 untersucht (Grobholz et al., 2002). Die Expression von Bax und Bcl-2 in Seminomen wurde evaluiert, und die Korrelation mit dem apoptotischen Index wurde ermittelt. Keiner der Tumoren exprimierte Bcl-2. Bax konnte in 69% der Tumoren nachgewiesen werden. Tumore, die positiv für Bax waren, zeigten einen erhöhten apoptotischen Index von 4,75 im Gegensatz zu 2,60 bei den Bax-negativen Tumoren. Daraus wurde geschlossen, dass Bax eine entscheidende Rolle bei der Modulation der Apoptose in humanen Seminomen spielt, die mit der außerordentlich guten Therapie-Ansprechbarkeit dieser Tumorart verbunden sein könnte.

4.5.5 Untersuchungen des anti-apoptotischen Faktors Bcl-2 in Testis- und Blasentumorzellen

Genetische Veränderungen, die Apoptose verhindern oder verzögern, können Tumorzellen resistent gegenüber der zytotoxischen Wirkung von Chemotherapeutika machen. Wie bereits erwähnt, spielt das Gleichgewicht zwischen den pro- und den anti-apoptotischen Mitgliedern der Bcl-Familienproteine eine entscheidende Rolle bei der Einleitung des mitochondrialen Apoptoseweges. Bcl-2 war das erste Mitglied einer schnell wachsenden Familie von Proteinen, bei den die Regulation der Apoptose als Reaktion auf eine Chemotherapie gezeigt wurde (Fisher et al., 1993; Kroemer, 1997; Reed, 1997). Die Überexpression von Bcl-2 konnte die Apoptose verzögern und in einigen Fällen einen echten Überlebensvorteil nach vielfältigen Stimuli, einschließlich Chemotherapeutika, Bestrahlung und Wachstumsfaktoren-Entzug, bieten (Lock und Stribinskiene, 1996; Simonian et al., 1997; Walker et al., 1997; Yin und Schimke, 1995). Hohe Konzentrationen von Bcl-2 wurden

Diskussion

in einer Vielzahl von menschlichen Krebsarten beobachtet und wurden mit dem schlechten Ansprechen auf Chemotherapie in der Klinik in Verbindung gebracht (Reed et al., 1994).

Aus diesem Grund wurden die zwei Testistumorzelllinien 833K und SuSa und die drei Blasentumorzelllinien MGH-U1, HT1376 und RT112 hinsichtlich der Expression des anti-apoptotischen Bcl-2-Proteins untersucht. In den Testistumorzellen konnte kein Bcl-2 nachgewiesen werden. Mit Außnahme von RT112-Zellen (nicht gezeigt), konnte in den zwei Blasentumorzellen zum einen eine relativ hohe Menge von Bcl-2 in unbehandelten Zellen detektiert werden. Zum anderen konnte gezeigt werden, dass die Proteinmenge von Bcl-2 in Blasentumorzellen nach Cisplatin-Behandlung abnimmt, dabei wurde die niedrigste Menge 72 h nach Cisplatin-Behandlung detektiert. Die Tatsache, dass die Expression von Bcl-2 bei den Blasentumorzellen nicht uniform ist und bei der Blasentumorzelllinie RT112 nicht nachgewiesen werden konnte, korrelierte mit der relativ höhere Cisplatin-Sensitivität von RT112-Zellen im Vergleich zu den beiden anderen untersuchten resistenten Blasentumorzelllinien, die Bcl-2 exprimieren. Das deutet auf eine Rolle des anti-apoptotischen Bcl-2 in zumindest zwei der drei untersuchten Blasentumorzelllinien hin. Nach Behandlung mit Cisplatin nahm die Menge an Bcl-2 in der Mitochondrienmembran ab, wie durch die Untersuchung der mitochondrialen und zytosolischen Zellextrakte gezeigt wurde. Das deutet auf einen Mechanismus der aktiven Degradation von Bcl-2 nach Cisplatin-Wirkung in den Mitochondrien hin. Da in Blasentumorzellen keine Aktivierung vom pro-apoptotischen Protein Bax gefunden wurde, könnte die aktive Degradation von anti-apoptotischem Bcl-2 ein anderer Angriffspunkt der Cisplatintherapie sein. Daher ist die Klärung der Frage, welcher Mechanismus in resistenten Blasentumorzellen für die Abnahme von Bcl-2 verantwortlich

Diskussion

sein könnte, von potentiellem therapeutischen Nutzen. Auch in einer Studie von Wang und Mitabeitern wurde eine Induktion der Apoptose durch Cisplatin–Behandlung in humanen Lungenkrebszellen gezeigt. Dabei induzierte Cisplatin eine Herunterregulierung von Bcl-2, die von einer Ubiquitinierung des Proteins begleitet wurde, was den Abbau von Bcl-2 durch Proteasomen ermöglicht (Wang et al., 2008).

Die Literaturdaten bestätigen eine anti-apoptotische Rolle von Bcl-2 beim Cisplatin–induzierten Zelltod, da durch Herunterregulierung von Bcl-2 mithilfe RNA-Interferenz die Resistenz von Tumoren überwunden werden konnte. Schaaf und Mitarbeiter haben die Auswirkung der kombinierten Anwendung von Cisplatin und eines Bcl-2-Antisense-Oligonukleotids auf humane Blasenkrebszelllinien untersucht (Schaaf et al., 2004). Die kombinierte Behandlung führte zu signifikant niedrigeren Überlebensraten im Vergleich zu alleiniger Cisplatin-Behandlung. Daraus wurde von den Autoren auf einen synergistischen Effekt durch die kombinierte Behandlung von Cisplatin mit Bcl-2-Antisense-Oligonukleotiden geschlossen.

Insgesamt konnte in zwei der drei untersuchten Cisplatin-resistenten Blasentumorzelllinien eine Expression von Bcl-2 beobachtet werden, wodurch sich diese von den Testistumorzellen unterschieden. Hier konnte in keiner der drei untersuchten, sensitiven Testistumorzelllinien ein Bcl-2-Signal ermittelt werden, was zu deren Chemotherapie-Sensitivität beitragen könnte. Die Literaturdaten bestätigten ebenso, dass der Apoptose-Inhibitor Bcl-2 in Testistumorzelllinien nicht nachweisbar ist (Chresta et al., 1996; Schmelz et al., 2010). Diese Eigenschaft kann auf dem Ursprung der Testistumoren beruhen. Die Ursprungszellen der Testistumoren, die primordialen Keimzellen, exprimieren ebenfalls kein Bcl-2 (Hockenbery et al., 1991; Lu et al., 1993).

Diskussion

Zwar scheint die Expression von Bcl-2 bei den Blasentumorzellen eine wichtige Rolle zu spielen, doch ist sie nicht uniform. So konnte kein Bcl-2 in einer der drei untersuchten Blasentumorzelllinien RT112 ermittelt werden. Wenn vorhanden, scheint Bcl-2 die Apoptose zu unterdrücken und zur Cisplatin-Resistenz beizutragen, wie in den Blasentumorzellen MGH-U1 und HT1326 beobachtet.

5. Zusammenfassung

In der vorliegenden Arbeit wurde die Chemosensitivität von Testistumorzellen untersucht. Dazu wurde ein Modellsystem aus drei cisplatinsensitiven Testistumorzelllinien (833K, SuSa, GCT27) und drei cisplatinresistenten Blasentumorzelllinien (MGH-U1, HT1376, RT112) verwendet. Die Cisplatinsensitivität der Testistumorzellen konnte auf eine dosis- und zeitabhängige Induktion der Apoptose zurückgeführt werden.

Es war bekannt, dass Testistumorzellen eine Defizienz in der Entfernung der durch Cisplatin induzierten DNA-Platinierung aufweisen. Cisplatin induziert Intrastrang-Vernetzungen, die durch Nukleotidexzisionsreparatur (NER) entfernt werden, sowie Interstrang-Vernetzungen (ICL), die mittels ICL-Reparatur eliminiert werden. In der vorliegenden Arbeit wurde gezeigt, dass die Reparatur von Intrastrang-Vernetzungen in Testis- und Blasentumorzelllinien vergleichbar ist. Somit sind Testistumorzellen in ihrer NER nicht beeinträchtigt. Im Unterschied dazu zeigte sich, dass Testistumorzellen die ICL nicht oder nur mit einer reduzierten Kapazität entfernen können. Dieser Befund wurde mit Hilfe des Comet-Assays sowie des Nachweises der Bildung von γH2AX erhoben. Somit wurde in dieser Arbeit erstmalig eine Defizienz der ICL-Reparatur in Testistumorzellen gezeigt.

Bei der Prozessierung von ICL spielt die Endonuklease ERCC1-XPF, die in Testistumorzellen reduziert vorliegt, eine wichtige Rolle. ERCC1-XPF wurde deswegen in 833K-Zellen überexprimiert, und es wurde untersucht, welchen Effekt die erhöhte Menge an ERCC1-XPF auf ICL-Reparatur und Cisplatinsensitivität ausübt. Überexpression von ERCC1-XPF führte zur Reparatur der ICL in 833K-Zellen und verminderte die Cisplatinsensitivität. Somit scheint die Cisplatinsensitivität der

Zusammenfassung

Testistumorzellen, zumindest zum Teil, auf einer verminderten ICL-Reparatur zu beruhen, wobei die verminderte ICL-Reparatur auf die geringe Expression von ERCC1-XPF zurückgeführt werden kann. Die Bedeutung von ERCC1-XPF für ICL-Reparatur und Cisplatinsensitivität wurde in Experimenten, die mit der Blasentumorzelllinie MGH-U1 durchgeführt wurden, bestätigt. RNA-Interferenz-vermittelte Herunterregulierung von ERCC1-XPF reduzierte die Prozessierung der Cisplatin-induzierten ICL und verstärkte die Cisplatinsensitivität in MGH-U1-Zellen.

Des Weiteren wurden die durch Cisplatin induzierten Signalwege in Testis- und Blasentumorzellen vergleichend untersucht. Dabei zeigte sich für ATM/ATR ein unterschiedliches Aktivierungsmuster. In den Blasentumorzellen wurde die ATM-Kinase phosphoryliert, während in den Testistumorzellen eine ATR-Phosphorylierung beobachtet wurde. Zudem zeigte sich in den Testistumorzellen nach Cisplatin-Behandlung eine persistierende Phosphorylierung der Chk2-Kinase sowie eine Erhöhung der p53 Proteinmenge. Dies weist darauf hin, dass in Testistumorzellen nicht-reparierte DNA-Schäden zu einer Aktivierung von ATR und Weiterleitung des Signals über Chk2 zu p53 führen. Das p53-Protein, die pro-apoptotischen Proteine Bax und Noxa sowie das anti-apoptotische Protein Bcl-2 spielen eine wichtige Rolle bei der Ausführung des mitochondrialen Signalweges der Apoptose. Es wurde gezeigt, dass Bax und Noxa in den Testistumorzellen auf einem höheren intrinsischen Level als in den Blasentumorzellen exprimiert sind, aber durch Cisplatin nicht induziert werden. Jedoch wurde durch Cisplatin-Behandlung in Testistumorzellen die Translokation von Bax in die mitochondriale Membran initiiert. Im Gegensatz dazu war Bcl-2 in Testistumorzellen nicht nachweisbar, es war aber in den Blasentumorzellen exprimiert. Die resultierende hohe Bax/Bcl-2-

Zusammenfassung

Verhältnis in Testistumorzellen lässt schließen, dass die Sensitivität mit einem niedrigen, intrinsischen Schwellenwert für Cisplatin-induzierte Apoptose verbunden ist. Dabei scheint der mitochondriale Apoptoseweg eine wichtige Rolle in Testistumorzellen zu spielen.

Die Befunde der vorliegenden Studie zeigen, dass ERCC1-XPF ein wichtiger Faktor ist, der die Resistenz gegenüber Cisplatin beeinflussen kann. Ein gezieltes Targeting von ERCC1-XPF könnte nun eingesetzt werden, um die ICL-Reparatur in Tumoren zu reduzieren und somit die Sensitivität gegenüber Cisplatin und weiteren ICL-induzierenden Agenzien zu erhöhen. Somit könnte die Effizienz einer chemotherapeutischen Behandlung möglicherweise gesteigert werden.

6. Literaturverzeichnis

Aboussekhra, A., Biggerstaff, M., Shivji, M. K. K., Vilpo, J. A., Moncollin, V., Podust, V. N., Protic', M., Hübscher, U., Egly, J.-M., and Wood, R. D. (1995). Mammalian DNA nucleotide excision repair reconstituted with purified protein components. Cell *80*, 859-868.

Abraham, R. T. (2001). Cell cycle checkpoint signaling through the ATM and ATR kinases. Genes Dev *15*, 2177-2196.

Ahmed, E. A., van der Vaart, A., Barten, A., Kal, H. B., Chen, J., Lou, Z., Minter-Dykhouse, K., Bartkova, J., Bartek, J., de Boer, P., and de Rooij, D. G. (2007). Differences in DNA double strand breaks repair in male germ cell types: lessons learned from a differential expression of Mdc1 and 53BP1. DNA Repair (Amst) *6*, 1243-1254.

Akkari, Y. M., Bateman, R. L., Reifsteck, C. A., Olson, S. B., and Grompe, M. (2000). DNA replication is required To elicit cellular responses to psoralen-induced DNA interstrand crosslinks. Mol Cell Biol *20*, 8283-8289.

Al Ghamdi, A. M., and Jewett, M. A. (2005). Stage I nonseminomatous germ cell tumors: the case for management by risk stratification. Can J Urol *12 Suppl 1*, 62-65; discussion 103-104.

Almstrup, K., Hoei-Hansen, C. E., Wirkner, U., Blake, J., Schwager, C., Ansorge, W., Nielsen, J. E., Skakkebaek, N. E., Rajpert-De Meyts, E., and Leffers, H. (2004). Embryonic stem cell-like features of testicular carcinoma in situ revealed by genome-wide gene expression profiling. Cancer Res *64*, 4736-4743.

Andrews, P. A., Mann, S. C., Huynh, H. H., and Albright, K. D. (1991). Role of the na+,k+-adenosine triphosphatase in the accumulation of cis-diamminedichloroplatinum(ii) in human ovarian-carcinoma cells Cancer Res *51* 3677-3681

Arany, I., and Safirstein, R. L. (2003). Cisplatin nephrotoxicity. Semin Nephrol *23*, 460-464.

Arnaudeau, C., Lundin, C., and Helleday, T. (2001). DNA double-strand breaks associated with replication forks are predominantly repaired by homologous recombination involving an exchange mechanism in mammalian cells. J Mol Biol *307*, 1235-1245.

Arora, S., Kothandapani, A., Tillison, K., Kalman-Maltese, V., and Patrick, S. M. (2010). Downregulation of XPF-ERCC1 enhances cisplatin efficacy in cancer cells. DNA Repair (Amst) *9*, 745-753.

Arriola, E. L., Lopez, A. R., and Chresta, C. M. (1999). Differential regulation of p21waf-1/cip-1 and Mdm2 by etoposide: etoposide inhibits the p53-Mdm2 autoregulatory feedback loop. Oncogene *18*, 1081-1091.

Azuma, K., Komohara, Y., Sasada, T., Terazaki, Y., Ikeda, J., Hoshino, T., Itoh, K., Yamada, A., and Aizawa, H. (2007). Excision repair cross-complementation group 1 predicts progression-free and overall survival in non-small cell lung cancer patients treated with platinum-based chemotherapy. Cancer Sci *98*, 1336-1343.

Bakkenist, C. J., and Kastan, M. B. (2003). DNA damage activates ATM through intermolecular autophosphorylation and dimer dissociation. Nature *421*, 499-506.

Baltaci, S., Orhan, D., Turkolmez, K., Yesilli, C., Beduk, Y., and Tulunay, O. (2001). P53, bcl-2 and bax immunoreactivity as predictors of response and outcome after chemotherapy for metastatic germ cell testicular tumours. BJU Int *87*, 661-666.

Banin, S., Moyal, L., Shieh, S., Taya, Y., Anderson, C. W., Chessa, L., Smorodinsky, N. I., Prives, C., Reiss, Y., Shiloh, Y., and Ziv, Y. (1998). Enhanced phosphorylation of p53 by ATM in response to DNA damage. Science *281*, 1674-1677.

Bartek, J., and Lukas, J. (2001). Mammalian G1- and S-phase checkpoints in response to DNA damage. Curr Opin Cell Biol *13*, 738-747.

Literaturverzeichnis

Bartek, J., and Lukas, J. (2003). Chk1 and Chk2 kinases in checkpoint control and cancer. Cancer Cell *3*, 421-429.

Bartkova, J., Bakkenist, C. J., Rajpert-De Meyts, E., Skakkebaek, N. E., Sehested, M., Lukas, J., Kastan, M. B., and Bartek, J. (2005a). ATM activation in normal human tissues and testicular cancer. Cell Cycle *4*, 838-845.

Bartkova, J., Falck, J., Rajpert-De Meyts, E., Skakkebaek, N. E., Lukas, J., and Bartek, J. (2001). Chk2 tumour suppressor protein in human spermatogenesis and testicular germ-cell tumours. Oncogene *20*, 5897-5902.

Bartkova, J., Guldberg, P., Gronbaek, K., Koed, K., Primdahl, H., Moller, K., Lukas, J., Orntoft, T. F., and Bartek, J. (2004). Aberrations of the Chk2 tumour suppressor in advanced urinary bladder cancer. Oncogene *23*, 8545-8551.

Bartkova, J., Horejsi, Z., Koed, K., Kramer, A., Tort, F., Zieger, K., Guldberg, P., Sehested, M., Nesland, J. M., Lukas, C., *et al.* (2005b). DNA damage response as a candidate anti-cancer barrier in early human tumorigenesis. Nature *434*, 864-870.

Bartkova, J., Rajpert-De Meyts, E., Skakkebaek, N. E., Lukas, J., and Bartek, J. (2007). DNA damage response in human testes and testicular germ cell tumours: biology and implications for therapy. Int J Androl *30*, 282-291; discussion 291.

Bartkova, J., Rezaei, N., Liontos, M., Karakaidos, P., Kletsas, D., Issaeva, N., Vassiliou, L. V., Kolettas, E., Niforou, K., Zoumpourlis, V. C., *et al.* (2006). Oncogene-induced senescence is part of the tumorigenesis barrier imposed by DNA damage checkpoints. Nature *444*, 633-637.

Bartkova, J., Thullberg, M., Rajpert-De Meyts, E., Skakkebaek, N. E., and Bartek, J. (2000). Cell cycle regulators in testicular cancer: loss of p18INK4C marks progression from carcinoma in situ to invasive germ cell tumours. Int J Cancer *85*, 370-375.

Batty, D. P., and Wood, R. D. (2000). Damage recognition in nucleotide excision repair of DNA. Gene *241*, 193-204.

Bell, D. W., Varley, J. M., Szydlo, T. E., Kang, D. H., Wahrer, D. C., Shannon, K. E., Lubratovich, M., Verselis, S. J., Isselbacher, K. J., Fraumeni, J. F., *et al.* (1999). Heterozygous germ line hCHK2 mutations in Li-Fraumeni syndrome. Science *286*, 2528-2531.

Bellmunt, J., Paz-Ares, L., Cuello, M., Cecere, F. L., Albiol, S., Guillem, V., Gallardo, E., Charles, J., Mendez, P., de la Cruz, J. J., *et al.* (2007). Gene expression of ERCC1 as a novel prognostic marker in advanced bladder cancer patients receiving cisplatin-based chemotherapy. Annals of Oncology *18*, 522-528.

Ben-Yehoyada, M., Wang, L. C., Kozekov, I. D., Rizzo, C. J., Gottesman, M. E., and Gautier, J. (2009). Checkpoint signaling from a single DNA interstrand crosslink. Mol Cell *35*, 704-715.

Bessho, T. (2003). Induction of DNA replication-mediated double strand breaks by psoralen DNA interstrand cross-links. J Biol Chem *278*, 5250-5254.

Biggerstaff, M., Szymkowski, D. E., and Wood, R. D. (1993). Co-correction of the ERCC1, ERCC4 and xeroderma pigmentosum group F DNA repair defects *in vitro*. EMBO J *12*, 3685-3692.

Blair, B. G., Larson, C. A., Safaei, R., and Howell, S. B. (2009). Copper transporter 2 regulates the cellular accumulation and cytotoxicity of Cisplatin and Carboplatin. Clin Cancer Res *15*, 4312-4321.

Blanco-Rodriguez, J. (1998). A matter of death and life: the significance of germ cell death during spermatogenesis. Int J Androl *21*, 236-248.

Literaturverzeichnis

Boddy, M. N., Gaillard, P. H., McDonald, W. H., Shanahan, P., Yates, J. R., 3rd, and Russell, P. (2001). Mus81-Eme1 are essential components of a Holliday junction resolvase. Cell *107*, 537-548.

Boersma, A. W., Nooter, K., Burger, H., Kortland, C. J., and Stoter, G. (1997). Bax upregulation is an early event in cisplatin-induced apoptosis in human testicular germ-cell tumor cell line NT2, as quantitated by flow cytometry. Cytometry *27*, 275-282.

Bosken, C. H., Wei, Q., Amos, C. I., and Spitz, M. R. (2002). An analysis of DNA repair as a determinant of survival in patients with non-small-cell lung cancer. J Natl Cancer Inst *94*, 1091-1099.

Bosl, G. J., Dmitrovsky, E., Reuter, V. E., Samaniego, F., Rodriguez, E., Geller, N. L., and Chaganti, R. S. (1989). Isochromosome of the short arm of chromosome 12: clinically useful markers for male germ cell tumors. J Natl Cancer Inst *81*, 1874-1878.

Bouillet, P., and Strasser, A. (2002). BH3-only proteins - evolutionarily conserved proapoptotic Bcl-2 family members essential for initiating programmed cell death. J Cell Sci *115*, 1567-1574.

Bramson, J., and Panasci, L. C. (1993). Effect of ERCC-1 overexpression on sensitivity of Chinese hamster ovary cells to DNA damaging agents. Cancer Res *53*, 3237-3240.

Braun, R. E. (1998). Every sperm is sacred--or is it? Nat Genet *18*, 202-204.

Bredberg, A., Lambert, B., and Soderhall, S. (1982). Induction and repair of psoralen cross-links in DNA of normal human and xeroderma pigmentosum fibroblasts. Mutat Res *93*, 221-234.

Bronson, D. L., Andrews, P. W., Solter, D., Cervenka, J., Lange, P. H., and Fraley, E. E. (1980). Cell line derived from a metastasis of a human testicular germ cell tumor. Cancer Res *40*, 2500-2506.

Brown, E. J., and Baltimore, D. (2000). ATR disruption leads to chromosomal fragmentation and early embryonic lethality. Genes Dev *14*, 397-402.

Bryant, H. E., Schultz, N., Thomas, H. D., Parker, K. M., Flower, D., Lopez, E., Kyle, S., Meuth, M., Curtin, N. J., and Helleday, T. (2005). Specific killing of BRCA2-deficient tumours with inhibitors of poly(ADP-ribose) polymerase. Nature *434*, 913-917.

Bubenik, J., Baresova, M., Viklicky, V., Jakoubkova, J., Sainerova, H., and Donner, J. (1973). Established cell line of urinary bladder carcinoma (T24) containing tumour-specific antigen. Int J Cancer *11*, 765-773.

Burger, H., Nooter, K., Boersma, A. W., Kortland, C. J., and Stoter, G. (1997). Lack of correlation between cisplatin-induced apoptosis, p53 status and expression of Bcl-2 family proteins in testicular germ cell tumour cell lines. Int J Cancer *73*, 592-599.

Burger, H., Nooter, K., Boersma, A. W., Kortland, C. J., and Stoter, G. (1998). Expression of p53, Bcl-2 and Bax in cisplatin-induced apoptosis in testicular germ cell tumour cell lines. Br J Cancer *77*, 1562-1567.

Burger, H., Nooter, K., Boersma, A. W., van Wingerden, K. E., Looijenga, L. H., Jochemsen, A. G., and Stoter, G. (1999). Distinct p53-independent apoptotic cell death signalling pathways in testicular germ cell tumour cell lines. Int J Cancer *81*, 620-628.

Busch, D. B., van Vuuren, H., de Wit, J., Collins, A., Zdzienicka, M. Z., Mitchell, D. L., Brookman, K. W., Stefanini, M., Riboni, R., Thompson, L. H., et al. (1997). Phenotypic heterogeneity in nucleotide excision repair mutants of rodent complementation group 1 and group 4. Mutat Res *383*, 91-106.

Byfield, J. E., and Calabro-Jones, P. M. (1981). Carrier-dependent and carrier-independent transport of anti-cancer alkylating agents. Nature *294*, 281-283.

Literaturverzeichnis

Caelles, C., Helmberg, A., and Karin, M. (1994). p53-dependent apoptosis in the absence of transcriptional activation of p53-target genes. Nature *370*, 220-223.

Canman, C. E., Lim, D. S., Cimprich, K. A., Taya, Y., Tamai, K., Sakaguchi, K., Appella, E., Kastan, M. B., and Siliciano, J. D. (1998). Activation of the ATM kinase by ionizing radiation and phosphorylation of p53. Science *281*, 1677-1679.

Caporossi, D., Porfirio, B., Nicoletti, B., Palitti, F., Degrassi, F., De Salvia, R., and Tanzarella, C. (1993). Hypersensitivity of lymphoblastoid lines derived from ataxia telangiectasia patients to the induction of chromosomal aberrations by etoposide (VP-16). Mutat Res *290*, 265-272.

Chaganti, R. S., and Houldsworth, J. (2000). Genetics and biology of adult human male germ cell tumors. Cancer Res *60*, 1475-1482.

Chaturvedi, P., Eng, W. K., Zhu, Y., Mattern, M. R., Mishra, R., Hurle, M. R., Zhang, X., Annan, R. S., Lu, Q., Faucette, L. F., *et al.* (1999). Mammalian Chk2 is a downstream effector of the ATM-dependent DNA damage checkpoint pathway. Oncogene *18*, 4047-4054.

Chemes, H., Muzulin, P. M., Venara, M. C., Mulhmann Mdel, C., Martinez, M., and Gamboni, M. (2003). Early manifestations of testicular dysgenesis in children: pathological phenotypes, karyotype correlations and precursor stages of tumour development. Apmis *111*, 12-23; discussion 23-14.

Chen, H., Parkinson, J. A., Novakova, O., Bella, J., Wang, F., Dawson, A., Gould, R., Parsons, S., Brabec, V., and Sadler, P. J. (2003). Induced-fit recognition of DNA by organometallic complexes with dynamic stereogenic centers. Proc Natl Acad Sci U S A *100*, 14623-14628.

Chen, Q., Fu, J., and Yang, G. (1996). [The role of P53 gene in the development of oral squamous cell carcinoma: study of P53 gene mutation by silver staining polymerase chain reaction-single strand conformation polymorphism]. Zhonghua Kou Qiang Yi Xue Za Zhi *31*, 337-340.

Chen, X., Kinoshita, K., and Honjo, T. (2001). Variable deletion and duplication at recombination junction ends: implication for staggered double-strand cleavage in class-switch recombination. Proc Natl Acad Sci U S A *98*, 13860-13865.

Chester, J. D., Hall, G. D., Forster, M., and Protheroe, A. S. (2004). Systemic chemotherapy for patients with bladder cancer--current controversies and future directions. Cancer Treat Rev *30*, 343-358.

Chipuk, J. E., and Green, D. R. (2004). Cytoplasmic p53: bax and forward. Cell Cycle *3*, 429-431.

Chipuk, J. E., Kuwana, T., Bouchier-Hayes, L., Droin, N. M., Newmeyer, D. D., Schuler, M., and Green, D. R. (2004). Direct activation of Bax by p53 mediates mitochondrial membrane permeabilization and apoptosis. Science *303*, 1010-1014.

Choi, Y. J., Ryu, K. S., Ko, Y. M., Chae, Y. K., Pelton, J. G., Wemmer, D. E., and Choi, B. S. (2005). Biophysical characterization of the interaction domains and mapping of the contact residues in the XPF-ERCC1 complex. J Biol Chem *280*, 28644-28652.

Chresta, C. M., Masters, J. R., and Hickman, J. A. (1996). Hypersensitivity of human testicular tumors to etoposide-induced apoptosis is associated with functional p53 and a high Bax:Bcl-2 ratio. Cancer Res *56*, 1834-1841.

Chu, G. (1994). Cellular responses to cisplatin. The roles of DNA-binding proteins and DNA repair. J Biol Chem *269*, 787-790.

Cimprich, K. A., Shin, T. B., Keith, C. T., and Schreiber, S. L. (1996). cDNA cloning and gene mapping of a candidate human cell cycle checkpoint protein. Proc Natl Acad Sci U S A *93*, 2850-2855.

Literaturverzeichnis

Clark, P. E. (2007). Bladder cancer. Curr Opin Oncol *19*, 241-247.

Classen, J., and Dieckmann, K. P. (2001). Re: Malignant germ cell tumor of the contralateral testis after radiotherapy for testicular intraepithelial neoplasia. J Urol *166*, 630-631.

Classen, J., Souchon, R., Hehr, T., and Bamberg, M. (2001). Treatment of early stage testicular seminoma. J Cancer Res Clin Oncol *127*, 475-481.

Cleaver, J. E. (1968). Defective repair replication of DNA in xeroderma pigmentosum. Nature *218*, 652-656.

Clingen, P. H., Arlett, C. F., Hartley, J. A., and Parris, C. N. (2007). Chemosensitivity of primary human fibroblasts with defective unhooking of DNA interstrand cross-links. Exp Cell Res *313*, 753-760.

Clingen, P. H., Wu, J. Y., Miller, J., Mistry, N., Chin, F., Wynne, P., Prise, K. M., and Hartley, J. A. (2008). Histone H2AX phosphorylation as a molecular pharmacological marker for DNA interstrand crosslink cancer chemotherapy. Biochem Pharmacol *76*, 19-27.

Colton, S. L., Xu, X. S., Wang, Y. A., and Wang, G. (2006). The involvement of ataxia-telangiectasia mutated protein activation in nucleotide excision repair-facilitated cell survival with cisplatin treatment. J Biol Chem *281*, 27117-27125.

Cortez, D., Guntuku, S., Qin, J., and Elledge, S. J. (2001). ATR and ATRIP: partners in checkpoint signaling. Science *294*, 1713-1716.

Cortez, D., Wang, Y., Qin, J., and Elledge, S. J. (1999). Requirement of ATM-dependent phosphorylation of BRCA1 in the DNA damage response to double-strand breaks. Science *286*, 1162-1166.

Cory, S., and Adams, J. M. (2002). The Bcl2 family: regulators of the cellular life-or-death switch. Nat Rev Cancer *2*, 647-656.

Cote, R. J., and Datar, R. H. (2003). Therapeutic approaches to bladder cancer: identifying targets and mechanisms. Crit Rev Oncol Hematol *46 Suppl*, S67-83.

Cummings, M., Higginbottom, K., McGurk, C. J., Wong, O. G.-W., Köberle, B., Oliver, T. D., and Masters, J. R. (2006). XPA versus ERCC1 as chemosensitising agents to cisplatin and mitomycin C in prostate cancer cells: Role of ERCC1 in homologous recombination repair. Biochem Pharmacol *72*, 166-175.

Curtin, J. C., Dragnev, K. H., Sekula, D., Christie, A. J., Dmitrovsky, E., and Spinella, M. J. (2001). Retinoic acid activates p53 in human embryonal carcinoma through retinoid receptor-dependent stimulation of p53 transactivation function. Oncogene *20*, 2559-2569.

Dardalhon, M., and Averbeck, D. (1995). Pulsed-field gel electrophoresis analysis of the repair of psoralen plus UVA induced DNA photoadducts in *Saccharomyces cerevisiae*. Mutat Res *336*, 49-60.

Datta, M. W., Macri, E., Signoretti, S., Renshaw, A. A., and Loda, M. (2001). Transition from in situ to invasive testicular germ cell neoplasia is associated with the loss of p21 and gain of mdm-2 expression. Mod Pathol *14*, 437-442.

de Klein, A., Muijtjens, M., van Os, R., Verhoeven, Y., Smit, B., Carr, A. M., Lehmann, A. R., and Hoeijmakers, J. H. J. (2000). Targeted disruption of the cell-cycle checkpoint gene ATR leads to early embryonic lethality in mice. Curr Biol *10*, 479-482.

de Laat, W. L., Appeldoorn, E., Jaspers, N. G. J., and Hoeijmakers, J. H. J. (1998). DNA structural elements required for ERCC1-XPF endonuclease activity. J Biol Chem *273*, 7835-7842.

de Laat, W. L., Jaspers, N. G. J., and Hoeijmakers, J. H. J. (1999). Molecular mechanism of nucleotide excision repair. Genes Dev *13*, 768-785.

Literaturverzeichnis

De Silva, I. U., McHugh, P. J., Clingen, P. H., and Hartley, J. A. (2000). Defining the roles of nucleotide excision repair and recombination in the repair of DNA interstrand cross-links in mammalian cells. Mol Cell Biol 20, 7980-7990.

De Silva, I. U., McHugh, P. J., Clingen, P. H., and Hartley, J. A. (2002). Defects in interstrand cross-link uncoupling do not account for the extreme sensitivity of ERCC1 and XPF cells to cisplatin. Nucleic Acids Res 30, 3848-3856.

Di Micco, R., Fumagalli, M., Cicalese, A., Piccinin, S., Gasparini, P., Luise, C., Schurra, C., Garre, M., Nuciforo, P. G., Bensimon, A., et al. (2006). Oncogene-induced senescence is a DNA damage response triggered by DNA hyper-replication. Nature 444, 638-642.

Dieckmann, K. P., and Skakkebaek, N. E. (1999). Carcinoma in situ of the testis: review of biological and clinical features. Int J Cancer 83, 815-822.

DiTullio, R. A., Jr., Mochan, T. A., Venere, M., Bartkova, J., Sehested, M., Bartek, J., and Halazonetis, T. D. (2002). 53BP1 functions in an ATM-dependent checkpoint pathway that is constitutively activated in human cancer. Nat Cell Biol 4, 998-1002.

Dronkert, M. L., and Kanaar, R. (2001). Repair of DNA interstrand cross-links. Mutat Res 486, 217-247.

Durocher, D., and Jackson, S. P. (2001). DNA-PK, ATM and ATR as sensors of DNA damage: variations on a theme? Curr Opin Cell Biol 13, 225-231.

Eastman, A. (1985). Interstrand cross-links and sequence specificity in the reaction of cis-dichloro(ethylenediamine)platinum(II) with DNA. Biochemistry 24, 5027-5032.

Eastman, A. (1986). Reevaluation of interaction of cis-dichloro(ethylenediamine)platinum(II) with DNA. Biochemistry 25, 3912-3915.

Eastman, A. (1987). Glutathione-mediated activation of anticancer platinum(IV) complexes. Biochem Pharmacol 36, 4177-4178.

Eastman, A. (1990). Activation of programmed cell-death by anticancer agents - cisplatin as a model system Cancer Cells Mon Rev 2 275-280

Egly, J. M. (2001). The 14th Datta Lecture. TFIIH: from transcription to clinic. FEBS Lett 498, 124-128.

Erickson, L. C., Zwelling, L. A., Ducore, J. M., Sharkey, N. A., and Kohn, K. W. (1981). Differential cytotoxicity and DNA cross-linking in normal and transformed human fibroblasts treated with cis-diamminedichloroplatinum(II). Cancer Res 41, 2791-2794.

Evans, E., Fellows, J., Coffer, A., and Wood, R. D. (1997). Open complex formation around a lesion during nucleotide excision repair provides a structure for cleavage by human XPG protein. EMBO J 16, 625-638.

Fan, J., and Bertino, J. R. (1999). Modulation of cisplatinum cytotoxicity by p53: effect of p53-mediated apoptosis and DNA repair. Mol Pharmacol 56, 966-972.

Fedier, A., Schlamminger, M., Schwarz, V. A., Haller, U., Howell, S. B., and Fink, D. (2003). Loss of atm sensitises p53-deficient cells to topoisomerase poisons and antimetabolites. Ann Oncol 14, 938-945.

Ferry, K. V., Hamilton, T. C., and Johnson, S. W. (2000). Increased nucleotide excision repair in cisplatin-resistant ovarian cancer cells: role of ERCC1-XPF. Biochem Pharmacol 60, 1305-1313.

Fichtinger-Schepman, A. M., van der Veer, J. L., den Hartog, J. H., Lohman, P. H., and Reedijk, J. (1985). Adducts of the antitumor drug cis-diamminedichloroplatinum(II) with DNA: formation, identification, and quantitation. Biochemistry 24, 707-713.

Fisher, T. C., Milner, A. E., Gregory, C. D., Jackman, A. L., Aherne, G. W., Hartley, J. A., Dive, C., and Hickman, J. A. (1993). bcl-2 modulation of apoptosis induced by anticancer drugs: resistance to thymidylate stress is independent of classical resistance pathways. Cancer Res *53*, 3321-3326.

Fousteri, M., and Mullenders, L. H. (2008). Transcription-coupled nucleotide excision repair in mammalian cells: molecular mechanisms and biological effects. Cell Res *18*, 73-84.

Fraser, M., Leung, B. M., Yan, X., Dan, H. C., Cheng, J. Q., and Tsang, B. K. (2003). p53 is a determinant of X-linked inhibitor of apoptosis protein/Akt-mediated chemoresistance in human ovarian cancer cells. Cancer Res *63*, 7081-7088.

Fuss, J. O., and Tainer, J. A. (2011). XPB and XPD helicases in TFIIH orchestrate DNA duplex opening and damage verification to coordinate repair with transcription and cell cycle via CAK kinase. DNA Repair (Amst) *10*, 697-713.

Fuster, J. J., Sanz-Gonzalez, S. M., Moll, U. M., and Andres, V. (2007). Classic and novel roles of p53: prospects for anticancer therapy. Trends Mol Med *13*, 192-199.

Gaillard, P. H., and Wood, R. D. (2001). Activity of individual ERCC1 and XPF subunits in DNA nucleotide excision repair. Nucleic Acids Res *29*, 872-879.

Gao, C., and Tsuchida, N. (1999). Activation of caspases in p53-induced transactivation-independent apoptosis. Jpn J Cancer Res *90*, 180-187.

Gately, D. P., and Howell, S. B. (1993). Cellular accumulation of the anticancer agent cisplatin: a review. Br J Cancer *67*, 1171-1176.

Goldstein, J. C., Waterhouse, N. J., Juin, P., Evan, G. I., and Green, D. R. (2000). The coordinate release of cytochrome c during apoptosis is rapid, complete and kinetically invariant. Nat Cell Biol *2*, 156-162.

Gorgoulis, V. G., Vassiliou, L. V., Karakaidos, P., Zacharatos, P., Kotsinas, A., Liloglou, T., Venere, M., Ditullio, R. A., Jr., Kastrinakis, N. G., Levy, B., *et al.* (2005). Activation of the DNA damage checkpoint and genomic instability in human precancerous lesions. Nature *434*, 907-913.

Gori, S., Porrozzi, S., Roila, F., Gatta, G., De Giorgi, U., and Marangolo, M. (2005). Germ cell tumours of the testis. Crit Rev Oncol Hematol *53*, 141-164.

Green, D. R., and Evan, G. I. (2002). A matter of life and death. Cancer Cell *1*, 19-30.

Greenblatt, M. S., Bennett, W. P., Hollstein, M., and Harris, C. C. (1994). Mutations in the p53 tumor suppressor gene: clues to cancer etiology and molecular pathogenesis. Cancer Res *54*, 4855-4878.

Grobholz, R., Zentgraf, H., Kohrmann, K. U., and Bleyl, U. (2002). Bax, Bcl-2, fas and Fas-L antigen expression in human seminoma: correlation with the apoptotic index. Apmis *110*, 724-732.

Guillou, L., Estreicher, A., Chaubert, P., Hurlimann, J., Kurt, A. M., Metthez, G., Iggo, R., Gray, A. C., Jichlinski, P., Leisinger, H. J., and Benhattar, J. (1996). Germ cell tumors of the testis overexpress wild-type p53. Am J Pathol *149*, 1221-1228.

Gutekunst, M., Oren, M., Weilbacher, A., Dengler, M. A., Markwardt, C., Thomale, J., Aulitzky, W. E., and van der Kuip, H. (2011). p53 hypersensitivity is the predominant mechanism of the unique responsiveness of testicular germ cell tumor (TGCT) cells to cisplatin. PLoS One *6*, e19198.

Halazonetis, T. D. (2004). Constitutively active DNA damage checkpoint pathways as the driving force for the high frequency of p53 mutations in human cancer. DNA Repair (Amst) *3*, 1057-1062.

Hall, M. D., Okabe, M., Shen, D. W., Liang, X. J., and Gottesman, M. M. (2008). The role of cellular accumulation in determining sensitivity to platinum-based chemotherapy. Annu Rev Pharmacol Toxicol *48*, 495-535.

Literaturverzeichnis

Hartley, J. A., Berardini, M. D., and Souhami, R. L. (1991). An agarose gel method for the determination of DNA interstrand crosslinking applicable to the measurement of the rate of total and "second-arm" crosslink reactions. Anal Biochem *193*, 131-134.

Hartley, J. A., Souhami, R. L., and Berardini, M. D. (1993). Electrophoretic and chromatographic separation methods used to reveal interstrand crosslinking of nucleic acids. J Chromatogr *618*, 277-288.

Hartley, J. M., Spanswick, V. J., Gander, M., Giacomini, G., Whelan, J., Souhami, R. L., and Hartley, J. A. (1999). Measurement of DNA cross-linking in patients on ifosfamide therapy using the single cell gel electrophoresis (comet) assay. Clin Cancer Res *5*, 507-512.

Haupt, Y., Rowan, S., Shaulian, E., Vousden, K. H., and Oren, M. (1995). Induction of apoptosis in HeLa cells by trans-activation-deficient p53. Genes Dev *9*, 2170-2183.

He, Z., Henricksen, L. A., Wold, M. S., and Ingles, C. J. (1995). RPA involvement in the damage-recognition and incision steps of nucleotide excision repair. Nature *374*, 566-569.

Heimdal, K., Olsson, H., Tretli, S., Fossa, S. D., Borresen, A. L., and Bishop, D. T. (1997). A segregation analysis of testicular cancer based on Norwegian and Swedish families. Br J Cancer *75*, 1084-1087.

Henner, W. D., and Blazka, M. E. (1986). Hypersensitivity of cultured ataxia-telangiectasia cells to etoposide. J Natl Cancer Inst *76*, 1007-1011.

Hickson, I., Zhao, Y., Richardson, C. J., Green, S. J., Martin, N. M., Orr, A. I., Reaper, P. M., Jackson, S. P., Curtin, N. J., and Smith, G. C. (2004). Identification and characterization of a novel and specific inhibitor of the ataxia-telangiectasia mutated kinase ATM. Cancer Res *64*, 9152-9159.

Hirao, A., Kong, Y. Y., Matsuoka, S., Wakeham, A., Ruland, J., Yoshida, H., Liu, D., Elledge, S. J., and Mak, T. W. (2000). DNA damage-induced activation of p53 by the checkpoint kinase Chk2. Science *287*, 1824-1827.

Hockenbery, D. M., Zutter, M., Hickey, W., Nahm, M., and Korsmeyer, S. J. (1991). BCL2 protein is topographically restricted in tissues characterized by apoptotic cell death. Proc Natl Acad Sci U S A *88*, 6961-6965.

Hoei-Hansen, C. E., Nielsen, J. E., Almstrup, K., Hansen, M. A., Skakkebaek, N. E., Rajpert-DeMeyts, E., and Leffers, H. (2004). Identification of genes differentially expressed in testes containing carcinoma in situ. Mol Hum Reprod *10*, 423-431.

Hoeijmakers, J. H., Odijk, H., and Westerveld, A. (1987). Differences between rodent and human cell lines in the amount of integrated DNA after transfection. Exp Cell Res *169*, 111-119.

Hoeijmakers, J. H. J. (1993). Nucleotide excision repair 1. From *Escherichia coli* to yeast. Trends Genet *9*, 173-177.

Hogan, B., Fellous, M., Avner, P., and Jacob, F. (1977). Isolation of a human teratoma cell line which expresses F9 antigen. Nature *270*, 515-518.

Hohl, M., Thorel, F., Clarkson, S. G., and Scharer, O. D. (2003). Structural determinants for substrate binding and catalysis by the structure-specific endonuclease XPG. J Biol Chem *278*, 19500-19508.

Honecker, F., Oosterhuis, J. W., Mayer, F., Hartmann, J. T., Bokemeyer, C., and Looijenga, L. H. (2004). New insights into the pathology and molecular biology of human germ cell tumors. World J Urol *22*, 15-24.

Honorio, S., Agathanggelou, A., Wernert, N., Rothe, M., Maher, E. R., and Latif, F. (2003). Frequent epigenetic inactivation of the RASSF1A tumour suppressor gene in testicular tumours and distinct methylation profiles of seminoma and nonseminoma testicular germ cell tumour. Oncogene *22*, 461-466.

Literaturverzeichnis

Horwich, A., Shipley, J., and Huddart, R. (2006). Testicular germ-cell cancer. Lancet *367*, 754-765.

Houldsworth, J., Xiao, H., Murty, V. V. V. S., Chen, W. Y., Ray, B., Reuter, V. E., Bosl, G. J., and Chaganti, R. S. K. (1998). Human male germ-cell tumor resistance to cisplatin is linked to TP53 gene mutation. Oncogene *16*, 2345-2349.

Hoy, C. A., Thompson, L. H., Mooney, C. L., and Salazar, E. P. (1985). Defective DNA cross-link removal in Chinese hamster cell mutants hypersensitive to bifunctional alkylating agents. Cancer Res *45*, 1737-1743.

Huang, D. C., and Strasser, A. (2000). BH3-Only proteins-essential initiators of apoptotic cell death. Cell *103*, 839-842.

Huddart, R. A., Titley, J., Robertson, D., Williams, G. T., Horwich, A., and Cooper, C. S. (1995). Programmed cell death in response to chemotherapeutic agents in human germ cell tumour lines. Eur J Cancer *31A*, 739-746.

Ishida, S., Lee, J., Thiele, D. J., and Herskowitz, I. (2002). Uptake of the anticancer drug cisplatin mediated by the copper transporter Ctr1 in yeast and mammals. Proc Natl Acad Sci *99*, 14298-14302.

Jack, M. T., Woo, R. A., Hirao, A., Cheung, A., Mak, T. W., and Lee, P. W. (2002). Chk2 is dispensable for p53-mediated G1 arrest but is required for a latent p53-mediated apoptotic response. Proc Natl Acad Sci U S A *99*, 9825-9829.

Jamieson, E. R., and Lippard, S. J. (1999). Structure, recognition and processing of cisplatin-DNA adducts. Chem Rev *99*, 2467-2498.

Jaspers, N. G., de Wit, J., Regulski, M. R., and Bootsma, D. (1982). Abnormal regulation of DNA replication and increased lethality in ataxia telangiectasia cells exposed to carcinogenic agents. Cancer Res *42*, 335-341.

Jaspers, N. G., Raams, A., Silengo, M. C., Wijgers, N., Niedernhofer, L. J., Robinson, A. R., Giglia-Mari, G., Hoogstraten, D., Kleijer, W. J., Hoeijmakers, J. H., and Vermeulen, W. (2007). First reported patient with human ERCC1 deficiency has cerebro-oculo-facio-skeletal syndrome with a mild defect in nucleotide excision repair and severe developmental failure. Am J Hum Genet *80*, 457-466.

Jazayeri, A., Falck, J., Lukas, C., Bartek, J., Smith, G. C., Lukas, J., and Jackson, S. P. (2006). ATM- and cell cycle-dependent regulation of ATR in response to DNA double-strand breaks. Nat Cell Biol *8*, 37-45.

Jones, R. H., and Vasey, P. A. (2003a). New directions in testicular cancer; molecular determinants of oncogenesis and treatment success. Eur J Cancer *39*, 147-156.

Jones, R. H., and Vasey, P. A. (2003b). Part II: testicular cancer--management of advanced disease. Lancet Oncol *4*, 738-747.

Jorgensen, N., Rajpert-De Meyts, E., Graem, N., Muller, J., Giwercman, A., and Skakkebaek, N. E. (1995). Expression of immunohistochemical markers for testicular carcinoma in situ by normal human fetal germ cells. Lab Invest *72*, 223-231.

Kanamori, Y., Kigawa, J., Minagawa, Y., Irie, T., Oishi, T., Shimada, M., Takahashi, M., Nakamura, T., Sato, K., and Terakawa, N. (1998). A newly developed adenovirus-mediated transfer of a wild-type p53 gene increases sensitivity to cis-diamminedichloroplatinum (II) in p53-deleted ovarian cancer cells. Eur J Cancer *34*, 1802-1806.

Kartalou, M., and Essigmann, J. M. (2001). Mechanisms of resistance to cisplatin. Mutat Res *478*, 23-43.

Kastan, M. B., and Bartek, J. (2004). Cell-cycle checkpoints and cancer. Nature *432*, 316-323.

Literaturverzeichnis

Kastan, M. B., and Lim, D. S. (2000). The many substrates and functions of ATM. Nat Rev Mol Cell Biol *1*, 179-186.

Kastan, M. B., Lim, D. S., Kim, S. T., Xu, B., and Canman, C. (2000). Multiple signaling pathways involving ATM. Cold Spring Harb Symp Quant Biol *65*, 521-526.

Kawai, K., Kamatani, N., Georges, E., and Ling, V. (1990). Identification of a membrane glycoprotein overexpressed in murine lymphoma sublines resistant to cis-diamminedichloroplatinum(II). J Biol Chem *265*, 13137-13142.

Kawashima, A., Nakayama, M., Kakuta, Y., Abe, T., Hatano, K., Mukai, M., Nagahara, A., Nakai, Y., Oka, D., Takayama, H., *et al.* (2010). Excision repair cross-complementing group 1 may predict the efficacy of chemoradiation therapy for muscle-invasive bladder cancer. Clin Cancer Res *17*, 2561-2569.

Kelland, L. (2007). The resurgence of platinum-based cancer chemotherapy. Nat Re cancer *7*, 573-584.

Kerley-Hamilton, J. S., Pike, A. M., Li, N., DiRenzo, J., and Spinella, M. J. (2005). A p53-dominant transcriptional response to cisplatin in testicular germ cell tumor-derived human embryonal carcinoma. Oncogene *24*, 6090-6100.

Kersemaekers, A. M., Mayer, F., Molier, M., van Weeren, P. C., Oosterhuis, J. W., Bokemeyer, C., and Looijenga, L. H. (2002). Role of P53 and MDM2 in treatment response of human germ cell tumors. J Clin Oncol *20*, 1551-1561.

Kigawa, J., Sato, S., Shimada, M., Kanamori, Y., Itamochi, H., and Terakawa, N. (2002). Effect of p53 gene transfer and cisplatin in a peritonitis carcinomatosa model with p53-deficient ovarian cancer cells. Gynecol Oncol *84*, 210-215.

Köberle, B., Grimaldi, K. A., Sunters, A., Hartley, J. A., Kelland, L. R., and Masters, J. R. (1997). DNA repair capacity and cisplatin sensitivity of human testis tumour cells. Int J Cancer *70*, 551-555.

Köberle, B., Masters, J. R., Hartley, J. A., and Wood, R. D. (1999). Defective repair of cisplatin-induced DNA damage caused by reduced XPA protein in testicular germ cell tumours. Curr Biol *9*, 273-276.

Köberle, B., Payne, J., Grimaldi, K. A., Hartley, J. A., and Masters, J. R. W. (1996). DNA-repair in cisplatin-sensitive and resistant human cell-lines measured in specific genes by quantitative polymerase chain-reaction. Biochem Pharmacol *52*, 1729-1734.

Köberle, B., Roginskaya, V., and Wood, R. D. (2006). XPA protein as a limiting factor for nucleotide excision repair and UV sensitivity in human cells. DNA Repair *5*, 641-648.

Köberle, B., Roginskaya, V., Zima, K. S., Masters, J. R., and Wood, R. D. (2008). Elevation of XPA protein level in testis tumor cells without increasing resistance to cisplatin or UV radiation. Mol Carcinog *47*, 580-586.

Köberle, B., Tomicic, M., Usanova, S., and Kaina, B. (2010). Cisplatin resistance: preclinical findings and clinical implications BBA Reviews on Cancer.

Kohn, K. W., Ewig, R. A. G., Erickson, L. C., and Zwelling, L. A. (1981). Measurement of strand breaks and cross-links by alkaline elution. In DNA Repair: A Laboratory Manual of Research Procedures, E. C. Friedberg, and P. C. Hanawalt, eds. (New York, Marcel Dekker, Inc.), pp. 379-401.

Kolfschoten, G. M., Hulscher, T. M., Schrier, S. M., van Houten, V. M., Pinedo, H. M., and Boven, E. (2002). Time-dependent changes in factors involved in the apoptotic process in human ovarian cancer cells as a response to cisplatin. Gynecol Oncol *84*, 404-412.

Konstantakou, E. G., Voutsinas, G. E., Karkoulis, P. K., Aravantinos, G., Margaritis, L. H., and Stravopodis, D. J. (2009). Human bladder cancer cells undergo cisplatin-induced apoptosis that is associated with p53-dependent and p53-independent responses. Int J Oncol 35, 401-416.

Kroemer, G. (1997). The proto-oncogene Bcl-2 and its role in regulating apoptosis. Nat Med 3, 614-620.

Kuraoka, I., Kobertz, W. R., Ariza, R. R., Biggerstaff, M., Essigmann, J. M., and Wood, R. D. (2000). Repair of an interstrand DNA cross-link initiated by ERCC1-XPF repair/recombination nuclease. J Biol Chem 275, 26632-26636.

Kuwana, T., Mackey, M. R., Perkins, G., Ellisman, M. H., Latterich, M., Schneiter, R., Green, D. R., and Newmeyer, D. D. (2002). Bid, Bax, and lipids cooperate to form supramolecular openings in the outer mitochondrial membrane. Cell 111, 331-342.

Laemmli, U. K. (1970). Cleavage of structural proteins during the assembly of the head of bacteriophage T4. Nature 227, 680-685.

Lakin, N. D., Weber, P., Stankovic, T., Rottinghaus, S. T., Taylor, A. M., and Jackson, S. P. (1996). Analysis of the ATM protein in wild-type and ataxia telangiectasia cells. Oncogene 13, 2707-2716.

Lavin, M. F., and Shiloh, Y. (1997). The genetic defect in ataxia-telangiectasia. Annu Rev Immunol 15, 177-202.

Lawley, P. D., and Phillips, D. H. (1996). DNA adducts from chemotherapeutic agents. Mutat Res 355, 13-40.

Leu, J. I., Dumont, P., Hafey, M., Murphy, M. E., and George, D. L. (2004). Mitochondrial p53 activates Bak and causes disruption of a Bak-Mcl1 complex. Nat Cell Biol 6, 443-450.

Liao, C., Li, S. Q., Wang, X., Muhlrad, S., Bjartell, A., and Wolgemuth, D. J. (2004). Elevated levels and distinct patterns of expression of A-type cyclins and their associated cyclin-dependent kinases in male germ cell tumors. Int J Cancer 108, 654-664.

Lim, D. S., Kim, S. T., Xu, B., Maser, R. S., Lin, J., Petrini, J. H., and Kastan, M. B. (2000). ATM phosphorylates p95/nbs1 in an S-phase checkpoint pathway. Nature 404, 613-617.

Lin, C. W., Lin, J. C., and Prout, G. R., Jr. (1985). Establishment and characterization of four human bladder tumor cell lines and sublines with different degrees of malignancy. Cancer Res 45, 5070-5079.

Liu, L., and Gerson, S. L. (2004). Therapeutic impact of methoxyamine: blocking repair of abasic sites in the base excision repair pathway. Curr Opin Investig Drugs 5, 623-627.

Liu, Q., Guntuku, S., Cui, X. S., Matsuoka, S., Cortez, D., Tamai, K., Luo, G., Carattini-Rivera, S., DeMayo, F., Bradley, A., et al. (2000). Chk1 is an essential kinase that is regulated by Atr and required for the G(2)/M DNA damage checkpoint. Genes Dev 14, 1448-1459.

Lock, R. B., and Stribinskiene, L. (1996). Dual modes of death induced by etoposide in human epithelial tumor cells allow Bcl-2 to inhibit apoptosis without affecting clonogenic survival. Cancer Res 56, 4006-4012.

Looijenga, L. H., and Oosterhuis, J. W. (1999). Pathogenesis of testicular germ cell tumours. Rev Reprod 4, 90-100.

Lord, R. V., Brabender, J., Gandara, D., Alberola, V., Camps, C., Domine, M., Cardenal, F., Sanchez, J. M., Gumerlock, P. H., Taron, M., et al. (2002). Low ERCC1 expression correlates with prolonged survival after cisplatin plus gemcitabine chemotherapy in non-small cell lung cancer. Clin Cancer Res 8, 2286-2291.

Lowe, S. W., Ruley, H. E., Jacks, T., and Housman, D. E. (1993). p53-dependent apoptosis modulates the cytotoxicity of anticancer agents. Cell 74, 957-967.

Literaturverzeichnis

Lu, Q. L., Poulsom, R., Wong, L., and Hanby, A. M. (1993). Bcl-2 expression in adult and embryonic non-haematopoietic tissues. J Pathol *169*, 431-437.

Lukas, C., Bartkova, J., Latella, L., Falck, J., Mailand, N., Schroeder, T., Sehested, M., Lukas, J., and Bartek, J. (2001). DNA damage-activated kinase Chk2 is independent of proliferation or differentiation yet correlates with tissue biology. Cancer Res *61*, 4990-4993.

Lundin, C., Erixon, K., Arnaudeau, C., Schultz, N., Jenssen, D., Meuth, M., and Helleday, T. (2002). Different roles for nonhomologous end joining and homologous recombination following replication arrest in mammalian cells. Mol Cell Biol *22*, 5869-5878.

Lutzker, S. G. (1998). P53 tumour suppressor gene and germ cell neoplasia. Apmis *106*, 85-89.

Lutzker, S. G., and Levine, A. J. (1996). A functionally inactive p53 protein in teratocarcinoma cells is activated by either DNA damage or cellular differentiation. Nat Med *2*, 804-810.

Lutzker, S. G., Mathew, R., and Taller, D. R. (2001). A p53 dose-response relationship for sensitivity to DNA damage in isogenic teratocarcinoma cells. Oncogene *20*, 2982-2986.

Magana-Schwencke, N., Henriques, J. A., Chanet, R., and Moustacchi, E. (1982). The fate of 8-methoxypsoralen photoinduced crosslinks in nuclear and mitochondrial yeast DNA: comparison of wild-type and repair-deficient strains. Proc Natl Acad Sci U S A *79*, 1722-1726.

Malinge, J. M., GiraudPanis, M. J., and Leng, M. (2000). Interstrand cross-links of cisplatin induce striking distortions in DNA (vol 77, pg 23, 1999). J Inorg Biochem *81*, 119-119.

Masters, J. R., Hepburn, P. J., Walker, L., Highman, W. J., Trejdosiewicz, L. K., Povey, S., Parkar, M., Hill, B. T., Riddle, P. R., and Franks, L. M. (1986). Tissue culture model of transitional cell carcinoma: characterization of twenty-two human urothelial cell lines. Cancer Res *46*, 3630-3636.

Masters, J. R., and Köberle, B. (2003). Curing metastatic cancer: lessons from testicular germ-cell tumours. Nature Rev Cancer *3*, 517-525.

Matsui, Y., Nishiyama, H., Watanabe, J., Teramukai, S., Ono, Y., Ohshima, S., Fujimoto, K., Hirao, Y., Fukushima, M., and Ogawa, O. (2005). The current status of perioperative chemotherapy for invasive bladder cancer: a multiinstitutional retrospective study in Japan. Int J Clin Oncol *10*, 133-138.

Matsuoka, S., Huang, M., and Elledge, S. J. (1998). Linkage of ATM to cell cycle regulation by the Chk2 protein kinase. Science *282*, 1893-1897.

Matsuoka, S., Rotman, G., Ogawa, A., Shiloh, Y., Tamai, K., and Elledge, S. J. (2000). Ataxia telangiectasia-mutated phosphorylates Chk2 in vivo and in vitro. Proc Natl Acad Sci U S A *97*, 10389-10394.

Mayne, L. V., Jones, T., Dean, S. W., Harcourt, S. A., Lowe, J. E., Priestly, A., Steingrimsdottir, H., Sykes, H., Green, M. H. L., and Lehmann, A. R. (1988). SV40-transformed normal and DNA-repair-deficient human fibroblasts can be transfected with high frequency but retain only limited amounts of integrated DNA. Gene *66*, 65-76.

McGlynn, P., and Lloyd, R. G. (2002). Recombinational repair and restart of damaged replication forks. Nat Rev Mol Cell Biol *3*, 859-870.

McGowan, C. H. (2002). Checking in on Cds1 (Chk2): A checkpoint kinase and tumor suppressor. Bioessays *24*, 502-511.

McGowan, C. H., and Russell, P. (2004). The DNA damage response: sensing and signaling. Curr Opin Cell Biol *16*, 629-633.

Literaturverzeichnis

McGuire, W. P., and Ozols, R. F. (1998). Chemotherapy of advanced ovarian cancer. Semin Oncol 25, 340-348.

McGurk, C., Cummings, M., Köberle, B., Hartley, J. A., Oliver, R. T., and Masters, J. R. (2006). Regulation of DNA repair gene Expression in human cancer cell lines. J Cell Biochemistry 97, 1121-1136.

McHugh, P. J., Sones, W. R., and Hartley, J. A. (2000). Repair of intermediate structures produced at DNA interstrand cross-links in Saccharomyces cerevisiae. Mol Cell Biol 20, 3425-3433.

McHugh, P. J., Spanswick, V. J., and Hartley, J. A. (2001). Repair of DNA interstrand crosslinks: molecular mechanisms and clinical relevance. The Lancet Oncology 2, 483-490.

McKay, B. C., Becerril, C., and Ljungman, M. (2001). P53 plays a protective role against UV- and cisplatin-induced apoptosis in transcription-coupled repair proficient fibroblasts. Oncogene 20, 6805-6808.

Melo, J., and Toczyski, D. (2002). A unified view of the DNA-damage checkpoint. Curr Opin Cell Biol 14, 237-245.

Middleton, M. R., and Margison, G. P. (2003). Improvement of chemotherapy efficacy by inactivation of a DNA-repair pathway. Lancet Oncol 4, 37-44.

Mihara, M., Erster, S., Zaika, A., Petrenko, O., Chittenden, T., Pancoska, P., and Moll, U. M. (2003). p53 has a direct apoptogenic role at the mitochondria. Mol Cell 11, 577-590.

Missura, M., Buterin, T., Hindges, R., Hübscher, U., Kasparkova, J., Brabec, V., and Naegeli, H. (2001). Double-check probing of DNA bending and unwinding by XPA-RPA: an architectural function in DNA repair. EMBO J 20, 3554-3564.

Modesti, M., and Kanaar, R. (2001). DNA repair: spot(light)s on chromatin. Curr Biol 11, R229-232.

Mone, M. J., Bernas, T., Dinant, C., Goedvree, F. A., Manders, E. M., Volker, M., Houtsmuller, A. B., Hoeijmakers, J. H., Vermeulen, W., and van Driel, R. (2004). In vivo dynamics of chromatin-associated complex formation in mammalian nucleotide excision repair. Proc Natl Acad Sci U S A 101, 15933-15937.

Mu, D., Hsu, D. S., and Sancar, A. (1996). Reaction-mechanism of human DNA-repair excision nuclease. J Biol Chem 271, 8285-8294.

Mu, D., Park, C. H., Matsunaga, T., Hsu, D. S., Reardon, J. T., and Sancar, A. (1995). Reconstitution of human DNA-repair excision nuclease in a highly defined system. J Biol Chem 270, 2415-2418.

Mu, D., Tursun, M., Duckett, D. R., Drummond, J. T., Modrich, P., and Sancar, A. (1997). Recognition and repair of compound DNA lesions (base damage and mismatch) by human mismatch repair and excision-repair systems. Mol Cell Biol 17, 760-769.

Niedernhofer, L. J., Bhagwat, N., and Wood, R. D. (2007). ERCC1 and non-small-cell lung cancer. N Engl J Med 356, 2538-2539.

Niedernhofer, L. J., Odijk, H., Budzowska, M., van Drunen, E., Maas, A., Theil, A. F., de Wit, J., Jaspers, N. G., Beverloo, H. B., Hoeijmakers, J. H., and Kanaar, R. (2004). The structure-specific endonuclease Ercc1-Xpf is required to resolve DNA interstrand cross-link-induced double-strand breaks. Mol Cell Biol 24, 5776-5787.

Niida, H., and Nakanishi, M. (2006). DNA damage checkpoints in mammals. Mutagenesis 21, 3-9.

Nyberg, K. A., Michelson, R. J., Putnam, C. W., and Weinert, T. A. (2002). Toward maintaining the genome: DNA damage and replication checkpoints. Annu Rev Genet 36, 617-656.

Literaturverzeichnis

O'Connor, P. M., and Kohn, K. W. (1990). Comparative pharmacokinetics of DNA lesion formation and removal following treatment of L1210 cells with nitrogen mustards. Cancer Commun 2, 387-394.

O'Driscoll, M., Ruiz-Perez, V. L., Woods, C. G., Jeggo, P. A., and Goodship, J. A. (2003). A splicing mutation affecting expression of ataxia-telangiectasia and Rad3-related protein (ATR) results in Seckel syndrome. Nat Genet 33, 497-501.

O'Toole, C. M., Povey, S., Hepburn, P., and Franks, L. M. (1983). Identity of some human bladder cancer cell lines. Nature 301, 429-430.

Oda, E., Ohki, R., Murasawa, H., Nemoto, J., Shibue, T., Yamashita, T., Tokino, T., Taniguchi, T., and Tanaka, N. (2000). Noxa, a BH3-only member of the Bcl-2 family and candidate mediator of p53-induced apoptosis. Science 288, 1053-1058.

Oosterhof, G. O., and Verlind, J. (2004). Testicular tumours (nonseminomatous). BJU Int 94, 1196-1201.

Oosterhuis, J. W., Castedo, S. M., de Jong, B., Seruca, R., Dam, A., Vos, A., de Koning, J., Schraffordt Koops, H., and Sleijfer, D. T. (1989). A malignant mixed gonadal stromal tumor of the testis with heterologous components and i(12p) in one of its metastases. Cancer Genet Cytogenet 41, 105-114.

Oosterhuis, J. W., and Looijenga, L. H. (2005). Testicular germ cell tumours in a broader perspective. Nat Rev Cancer 5, 210-223.

Ozols, R. F., O'Dwyer, P. J., and Hamilton, T. C. (1993). Clinical reversal of drug resistance in ovarian cancer. Gynecol Oncol 51, 90-96.

Pabla, N., and Dong, Z. (2008). Cisplatin nephrotoxicity: mechanisms and renoprotective strategies. Kidney Int 73, 994-1007.

Pabla, N., Huang, S., Mi, Q.-S., Daniel, R., and Dong, Z. (2008). ATR-Chk2 signaling in p53 activation and DNA damage response during cisplatin-induced apoptosis. J Biol Chem 283, 6572-6583.

Palom, Y., Suresh Kumar, G., Tang, L. Q., Paz, M. M., Musser, S. M., Rockwell, S., and Tomasz, M. (2002). Relative toxicities of DNA cross-links and monoadducts: new insights from studies of decarbamoyl mitomycin C and mitomycin C. Chem Res Toxicol 15, 1398-1406.

Peckham, M. (1988). Testicular cancer. Acta Oncol 27, 439-453.

Pera, M. F., Blasco, L. M., and Mills, J. (1987). Cultured stem-cells from human testicular teratomas: the nature of human embryonal carcinoma, and its comparison with two types of yolk-sac carcinoma. International Journal of Cancer 40, 334-343.

Pera, M. F., Jr., Rawlings, C. J., Shackleton, J., and Roberts, J. J. (1981). Quantitative aspects of the formation and loss of DNA interstrand crosslinks in Chinese hamster cells following treatment with cis-diamminedichloroplatinum(II) (cisplatin). II. Comparison of results from alkaline elution, DNA renaturation and DNA sedimentation studies. Biochim Biophys Acta 655, 152-166.

Perabo, F. G., and Muller, S. C. (2007). New agents for treatment of advanced transitional cell carcinoma. Ann Oncol 18, 835-843.

Perego, P., Giarola, M., Righetti, S. C., Supino, R., Caserini, C., Delia, D., Pierotti, M. A., Miyashita, T., Reed, J. C., and Zunino, F. (1996). Association between cisplatin resistance and mutation of p53 gene and reduced bax expression in ovarian carcinoma cell systems. Cancer Res 56, 556-562.

Perfettini, J. L., Kroemer, R. T., and Kroemer, G. (2004). Fatal liaisons of p53 with Bax and Bak. Nat Cell Biol 6, 386-388.

Literaturverzeichnis

Perrotti, M., Ankem, M., Bancilla, A., deCarvalho, V., Amenta, P., and Weiss, R. (2004). Prospective metastatic risk assignment in clinical stage I nonseminomatous germ cell testis cancer: a single institution pilot study. Urol Oncol *22*, 174-177.

Perry, J., and Kleckner, N. (2003). The ATRs, ATMs, and TORs are giant HEAT repeat proteins. Cell *112*, 151-155.

Petit, C., and Sancar, A. (1999). Nucleotide excision repair: From *E. coli* to man. Biochimie *81*, 15-25.

Porcaro, A. B., Antoniolli, S. Z., Maffei, N., Beltrami, P., Bassetto, M. A., and Curti, P. (2002). Management of testicular seminoma advanced disease. Report on 14 cases and review of the literature. Arch Ital Urol Androl *74*, 81-85.

Print, C. G., and Loveland, K. L. (2000). Germ cell suicide: new insights into apoptosis during spermatogenesis. Bioessays *22*, 423-430.

Rademakers, S., Volker, M., Hoogstraten, D., Nigg, A. L., Mone, M. J., Van Zeeland, A. A., Hoeijmakers, J. H., Houtsmuller, A. B., and Vermeulen, W. (2003). Xeroderma pigmentosum group A protein loads as a separate factor onto DNA lesions. Mol Cell Biol *23*, 5755-5767.

Rajpert-De Meyts, E. (2006). Developmental model for the pathogenesis of testicular carcinoma in situ: genetic and environmental aspects. Hum Reprod Update *12*, 303-323.

Rajpert-De Meyts, E., Bartkova, J., Samson, M., Hoei-Hansen, C. E., Frydelund-Larsen, L., Bartek, J., and Skakkebaek, N. E. (2003). The emerging phenotype of the testicular carcinoma in situ germ cell. Apmis *111*, 267-278; discussion 278-269.

Rasheed, S., Gardner, M. B., Rongey, R. W., Nelson-Rees, W. A., and Arnstein, P. (1977). Human bladder carcinoma: characterization of two new tumor cell lines and search for tumor viruses. J Natl Cancer Inst *58*, 881-890.

Reed, E. (1998). Platinum-DNA adduct, nucleotide excision repair and platinum based anti-cancer chemotherapy. Cancer Treat Rev *24*, 331-344.

Reed, E. (2005). ERCC1 and clinical resistance to platinum-based therapy. Clin Cancer Res *11*, 6100-6102.

Reed, E. C. (1996). Systemic adjuvant therapy for breast cancer. Nebr Med J *81*, 48-50.

Reed, J. C. (1997). Double identity for proteins of the Bcl-2 family. Nature *387*, 773-776.

Reed, J. C., Kitada, S., Takayama, S., and Miyashita, T. (1994). Regulation of chemoresistance by the bcl-2 oncoprotein in non-Hodgkin's lymphoma and lymphocytic leukemia cell lines. Ann Oncol *5 Suppl 1*, 61-65.

Reinhardt, H. C., Aslanian, A. S., Lees, J. A., and Yaffe, M. B. (2007). p53-deficient cells rely on ATM- and ATR-mediated checkpoint signaling through the p38MAPK/MK2 pathway for survival after DNA damage. Cancer Cell *11*, 175-189.

Rhind, N., and Russell, P. (2000). Checkpoints: it takes more than time to heal some wounds. Curr Biol *10*, R908-911.

Richburg, J. H. (2000). The relevance of spontaneous- and chemically-induced alterations in testicular germ cell apoptosis to toxicology. Toxicol Lett *112-113*, 79-86.

Rodriguez, E., Mathew, S., Reuter, V., Ilson, D. H., Bosl, G. J., and Chaganti, R. S. (1992). Cytogenetic analysis of 124 prospectively ascertained male germ cell tumors. Cancer Res *52*, 2285-2291.

Rogakou, E. P., Boon, C., Redon, C., and Bonner, W. M. (1999). Megabase chromatin domains involved in DNA double-strand breaks in vivo. J Cell Biol *146*, 905-916.

Literaturverzeichnis

Rogakou, E. P., Pilch, D. R., Orr, A. H., Ivanova, V. S., and Bonner, W. M. (1998). DNA double-stranded breaks induce histone H2AX phosphorylation on serine 139. J Biol Chem 273, 5858-5868.

Roos, W. P., and Kaina, B. (2006). DNA damage-induced cell death by apoptosis. Trends Mol Med 12, 440-450.

Rosell, R., Taron, M., Barnadas, A., Scagliotti, G., Sarries, C., and Roig, B. (2003). Nucleotide excision repair pathways involved in Cisplatin resistance in non-small-cell lung cancer. Cancer Control 10, 297-305.

Rosenberg, B. (1985). Fundamental studies with cisplatin. Cancer 55, 2303-12306.

Rosenberg, B., Vancamp, L., and Krigas, T. (1965). Inhibition of Cell Division in Escherichia Coli by Electrolysis Products from a Platinum Electrode. Nature 205, 698-699.

Rosenberg, B., VanCamp, L., Trosko, J. E., and Mansour, V. H. (1969). Platinum compounds: a new class of potent antitumour agents. Nature 222, 385-386.

Rotman, G., and Shiloh, Y. (1998). ATM: from gene to function. Hum Mol Genet 7, 1555-1563.

Safaei, R., and Howell, S. B. (2005). Copper transporters regulate the cellular pharmacology and sensitivity to Pt drugs. Crit Rev Oncol Hematol 53, 13-23.

Safaei, R., Katano, K., Samimi, G., Naerdemann, W., Stevenson, J. L., Rochdi, M., and Howell, S. B. (2004). Cross-resistance to cisplatin in cells with acquired resistance to copper. Cancer Chemother Pharmacol 53, 239-246.

Saintigny, Y., Delacote, F., Vares, G., Petitot, F., Lambert, S., Averbeck, D., and Lopez, B. S. (2001). Characterization of homologous recombination induced by replication inhibition in mammalian cells. Embo J 20, 3861-3870.

Salles, B., Butour, J. L., Lesca, C., and Macquet, J. P. (1983). cis-Pt(NH3)2Cl2 and trans-Pt(NH3)2Cl2 inhibit DNA synthesis in cultured L1210 leukemia cells. Biochem Biophys Res Commun 112, 555-563.

Sancar, A. (1995). DNA-repair in humans. Annu Rev Genet 29.

Sancar, A., Lindsey-Boltz, L. A., Unsal-Kacmaz, K., and Linn, S. (2004). Molecular mechanisms of mammalian DNA repair and the DNA damage checkpoints. Annu Rev Biochem 73, 39-85.

Sarkaria, J. N., Tibbetts, R. S., Busby, E. C., Kennedy, A. P., Hill, D. E., and Abraham, R. T. (1998). Inhibition of phosphoinositide 3-kinase related kinases by the radiosensitizing agent wortmannin. Cancer Res 58, 4375-4382.

Schaaf, A., Sagi, S., Langbein, S., Trojan, L., Alken, P., and Michel, M. S. (2004). Cytotoxicity of cisplatin in bladder cancer is significantly enhanced by application of bcl-2 antisense oligonucleotides. Urol Oncol 22, 188-192.

Schmelz, H. U., Port, M., Stockinger, M., Ruf, C., Martinscheck, A., Sparwasser, C., Weidner, W., and Abend, M. (2010). Testis cancer cells have a genetic determination for a high sensitivity to apoptosis inducing stimuli. Urol Oncol 28, 49-58.

Schuler, M., and Green, D. R. (2001). Mechanisms of p53-dependent apoptosis. Biochem Soc Trans 29, 684-688.

Schweyer, S., Soruri, A., Meschter, O., Heintze, A., Zschunke, F., Miosge, N., Thelen, P., Schlott, T., Radzun, H. J., and Fayyazi, A. (2004). Cisplatin-induced apoptosis in human malignant testicular germ cell lines depends on MEK/ERK activation. Br J Cancer 91, 589-598.

Literaturverzeichnis

Sedletska, Y., Giraud-Panis, M. J., and Malinge, J. M. (2005). Cisplatin is a DNA-damaging antitumour compound triggering multifactorial biochemical responses in cancer cells: importance of apoptotic pathways. Curr Med Chem Anticancer Agents 5, 251-265.

Shechter, D., Costanzo, V., and Gautier, J. (2004). Regulation of DNA replication by ATR: signaling in response to DNA intermediates. DNA Repair (Amst) 3, 901-908.

Shelley, M. D., Burgon, K., and Mason, M. D. (2002). Treatment of testicular germ-cell cancer: a cochrane evidence-based systematic review. Cancer Treat Rev 28, 237-253.

Sherman, S. E., Gibson, D., Wang, A. H. J., and Lippard, S. J. (1985). X-ray structure of the major adduct of the anticancer drug Cisplatin with DNA:cis-[Pt(NH3)2(d(pGpG)]. Science 230, 412-417.

Shiloh, Y. (1997). Ataxia-telangiectasia and the Nijmegen breakage syndrome: related disorders but genes apart. Annu Rev Genet 31, 635-662.

Shiloh, Y. (2003). ATM and related protein kinases: safeguarding genome integrity. Nat Rev Cancer 3, 155-168.

Shiloh, Y., and Becker, Y. (1981). Kinetics of O6-methylguanine repair in human normal and ataxia telangiectasia cell lines and correlation of repair capacity with cellular sensitivity to methylating agents. Cancer Res 41, 5114-5120.

Siddik, Z. H. (2003). Cisplatin: mode of cytotoxic action and molecular basis of resistance. Oncogene 22, 7265-7279.

Sijbers, A. M., de Laat, W. L., Ariza, R. R., Biggerstaff, M., Wei, Y.-F., Moggs, J. G., Carter, K. C., Shell, B. K., Evans, E., de Jong, M. C., et al. (1996a). Xeroderma pigmentosum group F caused by a defect in a structure-specific DNA repair endonuclease. Cell 86, 811-822.

Sijbers, A. M., van der Spek, P. J., Odijk, H., van den Berg, J., van Duin, M., Westerveld, A., Jaspers, N. G. J., Bootsma, D., and Hoeijmakers, J. H. J. (1996b). Mutational analysis of the human nucleotide excision repair gene ERCC1. Nucleic Acids Res 24, 3370-3380.

Simonian, P. L., Grillot, D. A., and Nunez, G. (1997). Bcl-2 and Bcl-XL can differentially block chemotherapy-induced cell death. Blood 90, 1208-1216.

Skakkebaek, N. E., Berthelsen, J. G., Giwercman, A., and Muller, J. (1987). Carcinoma-in-situ of the testis: possible origin from gonocytes and precursor of all types of germ cell tumours except spermatocytoma. Int J Androl 10, 19-28.

Skotheim, R. I., and Lothe, R. A. (2003). The testicular germ cell tumour genome. Apmis 111, 136-150; discussion 150-131.

Spanswick, V. J., Craddock, C., Sekhar, M., Mahendra, P., Shankaranarayana, P., Hughes, R. G., Hochhauser, D., and Hartley, J. A. (2002). Repair of DNA interstrand crosslinks as a mechanism of clinical resistance to melphalan in multiple myeloma. Blood 100, 224-229.

Spierings, D. C., de Vries, E. G., Stel, A. J., te Rietstap, N., Vellenga, E., and de Jong, S. (2004). Low p21Waf1/Cip1 protein level sensitizes testicular germ cell tumor cells to Fas-mediated apoptosis. Oncogene 23, 4862-4872.

Spierings, D. C., de Vries, E. G., Vellenga, E., and de Jong, S. (2003). The attractive Achilles heel of germ cell tumours: an inherent sensitivity to apoptosis-inducing stimuli. J Pathol 200, 137-148.

Stewart, D. J. (2007). Mechanisms of resistance to cisplatin and carboplatin. Crit Rev Oncol Hematol 63, 12-31.

Sugasawa, K., Ng, J. M. Y., Masutani, C., Iwai, S., van der Spek, P. J., Eker, A. P. M., Hanaoka, F., Bootsma, D., and Hoeijmakers, J. H. J. (1998). Xeroderma pigmentosum group C protein complex is the initiator of global genome nucleotide excision repair. Molecular Cell 2, 223-232.

Literaturverzeichnis

Sugasawa, K., Okamoto, T., Shimizu, Y., Masutani, C., Iwai, S., and Hanaoka, F. (2001). A multistep damage recognition mechanism for global genomic nucleotide excision repair. Genes Dev 15, 507-521.

Suijkerbuijk, R. F., Sinke, R. J., Meloni, A. M., Parrington, J. M., van Echten, J., de Jong, B., Oosterhuis, J. W., Sandberg, A. A., and Geurts van Kessel, A. (1993). Overrepresentation of chromosome 12p sequences and karyotypic evolution in i(12p)-negative testicular germ-cell tumors revealed by fluorescence in situ hybridization. Cancer Genet Cytogenet 70, 85-93.

Takai, H., Tominaga, K., Motoyama, N., Minamishima, Y. A., Nagahama, H., Tsukiyama, T., Ikeda, K., Nakayama, K., Nakanishi, M., and Nakayama, K. (2000). Aberrant cell cycle checkpoint function and early embryonic death in Chk1(-/-) mice. Genes Dev 14, 1439-1447.

Thornborrow, E. C., Patel, S., Mastropietro, A. E., Schwartzfarb, E. M., and Manfredi, J. J. (2002). A conserved intronic response element mediates direct p53-dependent transcriptional activation of both the human and murine bax genes. Oncogene 21, 990-999.

Todd, R. C., and Lippard, S. J. (2009). Inhibition of transcription by platinum antitumor compounds. Metallomics 1, 280-291.

Tomasz, M., Lipman, R., Chowdary, D., Pawlak, J., Verdine, G. L., and Nakanishi, K. (1987). Isolation and structure of a covalent cross-link adduct between mitomycin C and DNA. Science 235, 1204-1208.

Tripsianes, K., Folkers, G., Ab, E., Das, D., Odijk, H., Jaspers, N. G., Hoeijmakers, J. H., Kaptein, R., and Boelens, R. (2005). The structure of the human ERCC1/XPF interaction domains reveals a complementary role for the two proteins in nucleotide excision repair. Structure 13, 1849-1858.

Tyner, S. D., Venkatachalam, S., Choi, J., Jones, S., Ghebranious, N., Igelmann, H., Lu, X., Soron, G., Cooper, B., Brayton, C., et al. (2002). p53 mutant mice that display early ageing-associated phenotypes. Nature 415, 45-53.

Ulbright, T. M. (2005). Germ cell tumors of the gonads: a selective review emphasizing problems in differential diagnosis, newly appreciated, and controversial issues. Mod Pathol 18 Suppl 2, S61-79.

Unsal-Kacmaz, K., Makhov, A. M., Griffith, J. D., and Sancar, A. (2002). Preferential binding of ATR protein to UV-damaged DNA. PNAS 99, 6673-6678.

van Duin, M., de Wit, J., Odijk, H., Westerveld, A., Yasui, A., Koken, M. H., Hoeijmakers, J. H., and Bootsma, D. (1986). Molecular characterization of the human excision repair gene ERCC-1: cDNA cloning and amino acid homology with the yeast DNA repair gene RAD10. Cell 44, 913-923.

van Duin, M., Vredeveldt, G., Mayne, L. V., Odijk, H., Vermeulen, W., Klein, B., Weeda, G., Hoeijmakers, J. H. J., Bootsma, D., and Westerveld, A. (1989). The cloned human DNA excision repair gene ERCC-1 fails to correct xeroderma pigmentosum complementation group A through group I. Mutation Res 217, 83-92.

Vekris, A., Meynard, D., Haaz, M. C., Bayssas, M., Bonnet, J., and Robert, J. (2004). Molecular determinants of the cytotoxicity of platinum compounds: the contribution of in silico research. Cancer Res 64, 356-362.

Vogel, U., Dybdahl, M., Frentz, G., and Nexo, B. A. (2000). DNA repair capacity: inconsistency between effect of over-expression of five NER genes and the correlation to mRNA levels in primary lymphocytes. Mutat Res DNA Repair 461, 197-210.

Wagner, A. J., Kokontis, J. M., and Hay, N. (1994). Myc-mediated apoptosis requires wild-type p53 in a manner independent of cell cycle arrest and the ability of p53 to induce p21waf1/cip1. Genes Dev 8, 2817-2830.

Literaturverzeichnis

Wakasugi, M., Kasashima, H., Fukase, Y., Imura, M., Imai, R., Yamada, S., Cleaver, J. E., and Matsunaga, T. (2009). Physical and functional interaction between DDB and XPA in nucleotide excision repair. Nucleic Acids Res *37*, 516-525.

Wakasugi, M., and Sancar, A. (1998). Assembly, subunit composition, and footprint of human DNA-repair excision nuclease. Proc Natl Acad Sci U S A *95*, 6669-6674.

Wakasugi, M., and Sancar, A. (1999). Order of assembly of human DNA repair excision nuclease. J Biol Chem *274*, 18759-18768.

Walker, A., Taylor, S. T., Hickman, J. A., and Dive, C. (1997). Germinal center-derived signals act with Bcl-2 to decrease apoptosis and increase clonogenicity of drug-treated human B lymphoma cells. Cancer Res *57*, 1939-1945.

Wang, J., Pabla, N., Wang, C. Y., Wang, W., Schoenlein, P. V., and Dong, Z. (2006). Caspase-mediated cleavage of ATM during cisplatin-induced tubular cell apoptosis: inactivation of its kinase activity toward p53. Am J Physiol Renal Physiol *291*, F1300-1307.

Wang, L., Chanvorachote, P., Toledo, D., Stehlik, C., Mercer, R. R., Castranova, V., and Rojanasakul, Y. (2008). Peroxide is a key mediator of Bcl-2 down-regulation and apoptosis induction by cisplatin in human lung cancer cells. Mol Pharmacol *73*, 119-127.

Ward, I. M., and Chen, J. (2001). Histone H2AX is phosphorylated in an ATR-dependent manner in response to replicational stress. J Biol Chem *276*, 47759-47762.

Weinert, T. A., and Hartwell, L. H. (1988). The RAD9 gene controls the cell cycle response to DNA damage in Saccharomyces cerevisiae. Science *241*, 317-322.

Weissbach, I., and Bussar-Maatz, R. (1996). [Pathogenesis, diagnosis and therapy of testicular tumors]. Urologe A *35*, 163-172.

Welsh, C., Day, R., McGurk, C., Masters, J. R., Wood, R. D., and Koberle, B. (2004). Reduced levels of XPA, ERCC1 and XPF DNA repair proteins in testis tumor cell lines. Int J Cancer *110*, 352-361.

Wilsker, D., and Bunz, F. (2007). Loss of ataxia telangiectasia mutated- and Rad3-related function potentiates the effects of chemotherapeutic drugs on cancer cell survival. Mol Cancer Ther *6*, 1406-1413.

Wittschieben, B. O., Iwai, S., and Wood, R. D. (2005). DDB1-DDB2 (xeroderma pigmentosum group E) protein complex recognizes a cyclobutane pyrimidine dimer, mismatches, apurinic/apyrimidinic sites, and compound lesions in DNA. J Biol Chem *280*, 39982-39989.

Wood, R., and Burki, H. J. (1982). Repair capability and the cellular age response for killing and mutation induction after UV. Mutat Res *95*, 505-514.

Wood, R., and Shivji, M. (1997). Which DNA polymerases are used for DNA repair in eukaryotes? Carcinogenesis *18*, 605-610.

Wood, R. D. (1996). DNA repair in eukaryotes. Annu Rev Biochem *65*, 135-167.

Wood, R. D. (1997). Nucleotide excision repair in mammalian cells. J Biol Chem *272*, 23465-23468.

Wu, X., Feng, J., Komori, A., Kim, E. C., Zan, H., and Casali, P. (2003). Immunoglobulin somatic hypermutation: double-strand DNA breaks, AID and error-prone DNA repair. J Clin Immunol *23*, 235-246.

Wynne, P., Newton, C., Ledermann, J. A., Olaitan, A., Mould, T. A., and Hartley, J. A. (2007). Enhanced repair of DNA interstrand crosslinking in ovarian cancer cells from patients following treatment with platinum-based chemotherapy. Br J Cancer *97*, 927-933.

Xu, X., Tsvetkov, L. M., and Stern, D. F. (2002). Chk2 activation and phosphorylation-dependent oligomerization. Mol Cell Biol *22*, 4419-4432.

Literaturverzeichnis

Yagi, T., Katsuya, A., Koyano, A., and Takebe, H. (1998a). Sensitivity of group-F xeroderma-pigmentosum cells to UV and mitomycin-c relative to levels of XPF and ERCC1 overexpression. Mutagenesis *13*, 595-599.

Yagi, T., Matsumura, Y., Sato, M., Nishigori, C., Mori, T., Sijbers, A. M., and Takebe, H. (1998b). Complete restoration of normal DNA repair characteristics in group F xeroderma pigmentosum cells by over-expression of transfected *XPF* cDNA. Carcinogenesis *19*, 55-60.

Yin, D. X., and Schimke, R. T. (1995). BCL-2 expression delays drug-induced apoptosis but does not increase clonogenic survival after drug treatment in HeLa cells. Cancer Res *55*, 4922-4928.

Zamble, D. B., Jacks, T., and Lippard, S. J. (1998). p53-dependent and -independent responses to cisplatin in mouse testicular teratocarcinoma cells. Proc Natl Acad Sci U S A *95*, 6163-6168.

Zamble, D. B., and Lippard, S. J. (1995). Cisplatin and DNA-repair in cancer-chemotherapy. Trends Biochem Sci *20*, 435-439.

Zdzienicka, M. Z., Roza, L., Westerveld, A., Bootsma, D., and Simons, J. W. (1987). Biological and biochemical consequences of the human ERCC-1 repair gene after transfection into a repair-deficient CHO cell line. Mutat Res *183*, 69-74.

Zhang, Y. W., Hunter, T., and Abraham, R. T. (2006). Turning the replication checkpoint on and off. Cell Cycle *5*, 125-128.

Zhao, H., and Piwnica-Worms, H. (2001). ATR-mediated checkpoint pathways regulate phosphorylation and activation of human Chk1. Mol Cell Biol *21*, 4129-4139.

Zheng, H., Wang, X., Warren, A. J., Legerski, R. J., Nairn, R. S., Hamilton, J. W., and Li, L. (2003). Nucleotide excision repair- and polymerase eta-mediated error-prone removal of mitomycin C interstrand cross-links. Mol Cell Biol *23*, 754-761.

Zhou, B. B., and Elledge, S. J. (2000). The DNA damage response: putting checkpoints in perspective. Nature *408*, 433-439.

Zieger, K. (2008). High throughput molecular diagnostics in bladder cancer - on the brink of clinical utility. Mol Oncol *1*, 384-394.

Zou, L., and Elledge, S. J. (2003). Sensing DNA damage through ATRIP recognition of RPA-ssDNA complexes. Science *300*, 1542-1548.

Zou, Y., Van Houten, B., and Farrell, N. (1994). Sequence specificity of DNA-DNA interstrand cross-link formation by cisplatin and dinuclear platinum complexes. Biochemistry *33*, 5404-5410.

Zwelling, L. A., Anderson, T., and Kohn, K. W. (1979). DNA-protein and DNA interstrand cross-linking by cis- and trans-platinum(II) diamminedichloride in L1210 mouse leukemia cells and relation to cytotoxicity. Cancer Res *39*, 365-369.

Social, behavioural and medical factors in the aetiology of testicular cancer: results from the UK study. UK Testicular Cancer Study Group. (1994). Br J Cancer *70*, 513-520.

Candidate regions for testicular cancer susceptibility genes. The International Testicular Cancer Linkage Consortium. (1998). Apmis *106*, 64-70; discussion 71-62.

7. Anhang

7.1 Abbildungsverzeichnis

Abbildung 1.1	Cisplatin-DNA-Schäden (stanford.edu)
Abbildung 1.2	Ablauf der Nukleotid-Exzisionsreparatur in Säugerzellen (nach Fousteri und Mullenders, 2008)
Abbildung 1.3.1	Modell für den Mechanismus der ICL-Reparatur in Säugerzellen (nach Niedernhofer et al., 2004)
Abbildung 1.4.1	Komponenten der DNA-schadensabhängigen Checkpoints in humanen Zellen (nach Sancar et al., 2004)
Abbildung 1.4.3	Die G1/S-Checkpoint (nach Sancar et al., 2004)
Abbildung 1.4.4	Induktion der Apoptose
Abbildung 1.5.2	Modell für die Entwicklung von Keimzelltumoren
Abbildung 2.7	Die Plasmid-Karte des Leervektors pEF6 (Invitrogen) und davon abgeleiteten pEF6 (XPF-IRES-ERCC1)
Abbildung 2.14.9.1	Modell des Effectene-Prinzips
Abbildung 2.14.9.2	Ablauf der Plasmid-Transfektion
Abbildung 2.14.10	RNA-Interferenz
Abbildung 3.1.1.1	Zeit-abhängige Apoptose in Testis- und Blasentumorzellen
Abbildung 3.1.1.2	Dosis-Abhängigkeit der Apoptose in Testis- und Blasentumorzellen
Abbildung 3.1.2	Nachweis der PARP-1-Spaltung in Testis- und Blasentumorzellen
Abbildung 3.2.1	Kinetik der Bildung von GpG-Addukten in Blasentumorzellen MGH-U1
Abbildung 3.2.2	Analyse der Bildung und Entfernung von GpG-Crosslinks mittels Slot-Blot

Anhang

Abbildung 3.2.3	Die Nukleotid-Exzisionsreparatur-Kapazität in untersuchten Zellen
Abbildung 3.2.4	Nachweis der Bildung von DNA Interstrang-Crosslinks mittels Comet Assay
Abbildung 3.2.5	Dosis-Abhängigkeit der ICL-Bildung in Testistumorzelllinie 833K und Blasentumorzelllinie MGH-U1
Abbildung 3.2.6	Nachweis der ICL-Reparatur in der Blasentumorzelllinie MGH-U1 mittels Comet-Assay
Abbildung 3.2.6-1	Kapazität der ICL-Reparatur in Testis- und Blasentumorzellen
Abbildung 3.2.7-1	Das Modell der Prozessierung von Interstrang Crosslinks zu Doppelstrangbrüchen (nach L. Niedernhofer, 2004)
Abbildung 3.2.7-2	Nachweis von phosphoryliertem Histon H2AX in den Kernen von Testis- und Blasentumorzellen
Abbildung 3.2.8-1	Derzeitiges Modell der Signalwege-Aktivierung, die von einem DNA-Doppelstrangbruch in Säugertierzellen ausgehen (nach Halazonetis, 2004)
Abbildung 3.2.8-2	Kolokalisation von γH2AX mit p53BP1 in Testis- und Blasentumorzellen
Abbildung 3.2.9	Entstehung und Reparatur von DSB in Testis- und Blasentumorzellen
Abbildung 3.3.1	Nachweis der Menge von XPF- und ERCC1-Proteinen in Testis- und Blasentumorzellen
Abbildung 3.3.2	Nachweis der Überexpression der DNA-Reparaturproteine XPF und ERCC1 in Testistumorzellen
Abbildung 3.3.2.1	Einfluss von ERCC1-XPF-Überexpression auf die Reparatur von ICL in 833K Testistumorzellen
Abbildung 3.3.2.2	Einfluss der ERCC1-XPF-Überexpression auf die Induktion der Apoptose in 833K Testistumorzellen

Anhang

Abbildung 3.3.3.1-1	Bestimmung der Transfektionseffzienz in MGH-U1 Blasentumorzellen mittels GFP-exprimierenden Zellen
Abbildung 3.3.3.1-2	Nachweis der Herunterregulierung von ERCC1 und XPF in MGH-U1-Zellen
Abbildung 3.3.3.2-1	Bildung und Abnahme von phosphoryliertem Histon H2AX nach der Herunterregulierung von ERCC1 in Blasentumorzellen
Abbildung 3.3.3.2-2	Kinetik der γH2AX-Bildung und -Abnahme in Blasentumorzellen nach Herunterregulierung von ERCC1 und XPF
Abbildung 3.3.3.3	Nachweis der Apoptose nach Herunterregulierung von ERCC1 und XPF in der Blasentumorzelllinie MGH-U1
Abbildung 3.4.1	Nachweis der pATM-Aktivierung in den Testis- und Blasentumorzellen nach Behandlung mit Cisplatin
Abbildung 3.4.2	Nachweis der Phosphorylierung von ATR nach Behandlung mit Cisplatin in Testis- und Blasentumorzellen
Abbildung 3.5.1	Aktivierung der Chk1 in Testis- und Blasentumorzellen nach Behandlung mit Cisplatin
Abbildung 3.5.2	Aktivierung der Chk2 in Testis- und Blasentumorzelllinien nach Behandlung mit Cisplatin
Abbildung 3.6.1	Nachweis von p53, Bax und Noxa in Testis- und Blasentumorzellen
Abbildung 3.6.2	Menge von Bax in der mitochondrialen Membran nach Cisplatinbehandlung
Abbildung 3.6.3-1	Nachweis von Bcl-2 in der mitochondrialen Fraktion von Testis- und Blasentumorzellen
Abbildung 3.6.3-2	Nachweis der Bcl-2-Abbau in der Mitochondrienmembran der Blasentumorzellen

7.2 Abkürzungsverzeichnis

A	Adenin
Abb.	Abbildung
A.bidest	aqua bidestillata
ADP	Adenosin-5'-Diphosphat
AIF	apoptosis-inducing factor
Apaf-1	apoptotic protease-activating factor 1
APS	Ammoniumperoxodisulfat
ATM	Ataxia Telangiectasia Mutated
ATP	Adenosin-5'-Triphosphat
ATR	ATM- und Rad3-related
BSA	Rinderserumalbumin
Bad	Bcl-2-antagonist of cell death
Bak	Bcl-2-antagonist/killer
Bax	Bcl-2 associated protein X
Bcl-2	B cell lymphoma 2 / B cell leukemia 2
Bid	BH3 interacting domain death agonist
tBid	truncated Bid
Bp	Basenpaar
BPB	Bromphenolblau
BRCA1	breast cancer 1
C	Cytosin
ca.	Circa
Caspase	cysteine-aspartic acid protease
CDDP	*cis*-diammindichloroplatinum
Chk1	Checkpoint Kinase 1
Chk2	Checkpoint Kinase 2
CHC	Chorionkarzinom
CIS	Carcinoma *in situ*

Anhang

Cyt C	Cytochrom C
DABCO	1,4-diazabicyclo[2.2.2]octane
DAPI	4,6-Diamidino-2-phenylindol
DDB1/2	damage-specific DNA binding protein 1/2
DMEM	Dulbecco´s Modified Eagle Medium
DMSO	Dimethylsulfoxid
DNA	Desoxyribonukleinsäure
DNA-PK	DNA-Proteinkinase
dNTP	Desoxynukleosidtriphosphate
DSB	Doppelstrangbruch (double strand break)
DTT	Dithiothreitol
ECL	enhanced chemoluminiscence
E. coli	*Escherichia coli*
EDTA	Ethylendiamintetraessigsäure
EC	Embryonal-Karzinom
ERCC1	excision repair cross-complementing rodent repair deficiency, complementation group 1
Erk2	extracellular signal receptor regulated kinase 2
ESC	Embryonale Stammzellen
FACS	fluorescence activated cell sorter
FasL	Fas-Ligand
Fas-R	Fas-Rezeptor
FCS	fötales Kälberserum
FITC	Fluorescein
G	Guanin
g	Gramm
GDP	Guanosin-5'-Diphosphat
GpG	Guanin-Phosphat-Guanin
GSH	Glutathion

Anhang

GTP	Guanosin-5'-Triphosphat
Gy	Gray
h	Stunde
HEPES	N-2-Hydroxyethylpiperazin-N-2-Ethansulfonsäure
HMG	High-Mobility Group Proteine
HR	homologe Rekombination
HRP	Meeretich Peroxidase (horseradish peroxidase)
H2AX	H2A histone family, member X
γH2AX	gamma H2AX
IAP	inhibitor of apoptosis proteins
IA	Intrastrang Addukte
ICL	Interstrang-Crosslinks
IC_{50}	mittlere inhibitorische Konzentration
IgG	Immunoglobulin G
IR	Ionisierende Strahlung
kBp	Kilobasenpaare
LMP-Agarose	Agarose mit niedrigem Schmelzpunkt (low melting point Agarose)
mA	Milliamper
mAb	monoklonaler Antikörper
Mcl-1	myeloid cell leukemia sequence 1
ml	Milliliter
min	Minute
μl	Mikroliter
m	milli
M	molar
Mdm2	transformed 3T3 cell double minute 2, p53 binding protein
mRNA	messenger RNA

Anhang

n	nano
NER	Nukleotidexzisionsreparatur
NHEJ	nonhomologous end-joining
Noxa	pro-apoptotisches BH3-only-Protein
pAb	polyklonaler Antikörper
PAGE	Polyacrylamid-Gelelektrophorese
PARP-1	Poly(ADP-Ribose)-Polymerase 1
PBS	Phosphat-gepufferte Kochsalzlösung
PCNA	proliferating cell nuclear antigen
PGC	Primordial germ cell (Urkeimzelle)
PI	Propidium Jodid
PI3K	Phosphatidylinositol 3-Kinasen
PMSF	Phenylmethylsulfonylfluorid
Pol	DNA-Polymerase
Puma	p53 up-regulated modulator of apoptosis
RPA2	Replikationsprotein A
rpm	Umdrehungen pro Minute
Rad52	DNA repair protein Rad52 homolog
Rb	Retinoblastoma Protein
RNA	Ribonukleinsäure
RNase	Ribonuklease
RNAi	RNA-Interferenz
Ser	Serin
sec	Sekunde
SDS	Natriumdodecylsulfat
SDS-PAGE	SDS-Polyacrylamidgelelektrophorese
siRNA	small interfering RNA
T	Thymin
Tab.	Tabelle

TE	Tris-EDTA-Puffer
TEMED	N,N,N,N-Tetramethylethylendiamin
TER	Teratokarzinom
TFIIH	Transkriptionsfaktor IIH
Thr	Threonin
Tim44	translocase of inner mitochondrial membrane 44
TKZT	Testikuläre Keimzelltumoren
Tris	2-Amino-2-(hydroxymethyl)-1,3-propandiol
UV	Ultraviolette Strahlung
V	Volt
Vol	Volumen
z.B.	zum Beispiel
XP	Xeroderma Pigmentosum
XPA	XP, complementation group A
XPB	XP, complementation group B
XPC	XP, complementation group C
XPD	XP, complementation group D
XPF	excision repair cross-complementing rodent repair deficiency, complementation group 4
XPG	XP, complementation group G
YST	Dottersack-Karzinom
°C	Grad Celcius

7.3 Veröffentlichungen

Publikationen

Usanova, S., Piée-Staffa, A., Sied, U., Thomale, J., Schneider, A., Kaina, B., Köberle, B. (2010). Cisplatin sensitivity of testis tumour cells is due to deficiency in interstrand-crosslink repair and low ERCC1-XPF expression. Mol Cancer *16*; 9: 248.

Köberle, B., Tomicic, MT., **Usanova, S.**, Kaina, B. (2010). Cisplatin resistance: preclinical findings and clinical implications. Biochim Biophys Acta *1806* (2): 172-82.

Köberle, B., Brenner, W., Albers, A., **Usanova, S.**, Thüroff, JW., Kaina, B. (2010). ERCC1 and XPF expression in human testicular germ cell tumors. Oncol Rep. *23* (1): 223-7.

Vorträge

Usanova, S., Piée-Staffa, A., Kaina, B., Köberle, B.
Nukleotid-Exzisionsreparatur und Cisplatin-Sensitivität in humanen Tumorzellen
49. Frühjahrstagung der Deutschen Gesellschaft für experimentelle und klinische Pharmakologie und Toxikologie, März 2008, Mainz

Usanova, S., Piée-Staffa, A., Sied, U., Kaina, B., Köberle, B.
Is ERCC1-XPF a determinant for cisplatin sensitivity in testis tumor cells?
10th Biennual Meeting of the DGDR (Deutsche Gesellschaft für DNA-Reparaturforschung), September 2008, Berlin

Posterpräsentationen

Usanova, S., Piée-Staffa, A., Sied, U., Kaina, B., Köberle, B.
The role of crosslink repair factor ERCC1-XPF in sensitizing human cancer cells to cisplatin. 2nd German-French DNA Repair Meeting "DNA Damage and Repair in Ageing and Degenerative Diseases", September 2009, Konstanz

Usanova, S., Piée-Staffa, A., Kaina, B., Köberle, B.
DNA-schadensabhängiges Signaling in Cisplatin-sensitiven Testistumorzellen
51. Frühjahrstagung der Deutschen Gesellschaft für experimentelle und klinische Pharmakologie und Toxikologie, März 2010, Mainz

Danksagung

Ich bedanke mich bei Herrn Prof. Dr. B. Kaina für die Möglichkeit, am Institut für Toxikologie diese Arbeit anzufertigen, für Diskussionen zu diesem Projekt, sowie die Möglichkeit, die Ergebnisse meiner Arbeit auf Kongressen darzustellen.

Des Weiteren möchte ich mich herzlich bei Herrn Prof. Dr. W. Stöcker für die Erstellung des Gutachtens bedanken.

Mein besonderer Dank gilt der Projektleiterin Frau Dr. Beate Köberle für die Bereitstellung des interessanten Projektthemas und die Möglichkeit, in diesem spannenden Gebiet mitzuarbeiten. Ihre umfassende Projektbetreuung, ständige Diskussionsbereitschaft und Unterstützung bei den Vorbereitungen zu Vorträgen und Veröffentlichungen haben dazu beigetragen, dass das Arbeiten reibungslos, effizient und in einem sehr angenehmen Arbeitsklima verlief. Besonders bin ich Frau Dr. Köberle für die umfassende Korrektur dieser Arbeit dankbar, wodurch ich persönlich auch sehr viel gelernt habe.

Weiterhin bin ich meinen Kollegen in der Arbeitsgruppe für das freundliche Arbeitsklima und die gegenseitige Unterstützung sehr dankbar. Frau Andrea Piée-Staffa danke ich für die reibungslose Laborverwaltung, Unterstützung bei der Zellkultivierung, Durchführung der Slot-Blots und Immunoblotting und für ein immer offenes Ohr im Alltag.

Frau Ulrike S. danke ich für die gegenseitige Unterstützung bei der Durchführung von Comet-Assays. Frau Ulrike Heinicke bin ich dankbar für die gemeinsame Auseinandersetzung mit Immunoblotting und für ein angenehmes Zusammenarbeiten.

Frau Dr. Teodora Nikolova danke ich für ihre große Hilfe bei konfokalem Mikroskopieren am LSM-Mikroskop und bei der Bildbearbeitung.

Herrn Dr. Wynand Roos danke ich für die Einarbeitung in bioinformatische Software, Durchflusszytometrie und für einige „Rettungsaktionen" am PC.

Außerdem möchte ich mich bei Frau PD Dr. Cornelia Dietrich für ihr Interesse am Projekt und ihrer Diskussions- und Hilfsbereitschaft bedanken.

Bei meiner Familie möchte ich mich für ihre moralische und finanzielle Unterstützung herzlich bedanken.

Besonders bin ich meiner Tochter Elina für ihre Geduld und ihr Verständnis dankbar, da ich nicht immer Zeit für sie hatte. Mit ihrer Selbstständigkeit hat sie mir eine sehr große Hilfe im Alltag geleistet.

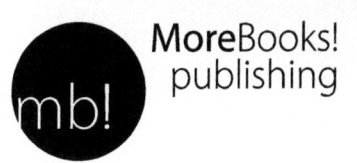

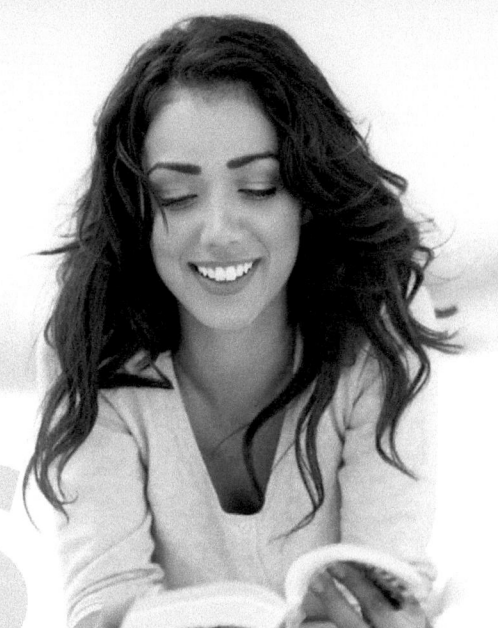

i want morebooks!

Buy your books fast and straightforward online - at one of world's fastest growing online book stores! Environmentally sound due to Print-on-Demand technologies.

Buy your books online at
www.get-morebooks.com

Kaufen Sie Ihre Bücher schnell und unkompliziert online – auf einer der am schnellsten wachsenden Buchhandelsplattformen weltweit! Dank Print-On-Demand umwelt- und ressourcenschonend produziert.

Bücher schneller online kaufen
www.morebooks.de

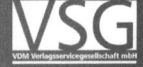

VDM Verlagsservicegesellschaft mbH
Heinrich-Böcking-Str. 6-8
D - 66121 Saarbrücken

Telefon: +49 681 3720 174
Telefax: +49 681 3720 1749

info@vdm-vsg.de
www.vdm-vsg.de

MIX
Papier aus verantwortungsvollen Quellen
Paper from responsible sources
FSC® C105338

Printed by Books on Demand GmbH, Norderstedt / Germany